Atendimento Nutricional
uma Visão Prática
Adultos e Idosos

Avany Maria Xavier Bon
Maria do Carmo Azevedo Leung
Mônica Santiago Galisa
Dith Medeiros de Mesquita

Atendimento Nutricional
uma Visão Prática
Adultos e Idosos

M.Books do Brasil Editora Ltda.

Rua Jorge Americano, 61 - Alto da Lapa
05083-130 - São Paulo - SP - Telefones: (11) 3645-0409/(11) 3645-0410
Fax: (11) 3832-0335 - e-mail: vendas@mbooks.com.br
www.mbooks.com.br

Dados de Catalogação da Publicação

BON, Avany Maria Xavier; LEUNG, Maria do Carmo Azevedo; GALISA, Mônica Santiago; MESQUITA, Dith Medeiros de. Atendimento Nutricional: uma visão prática. Adultos e Idosos – Avany Maria Xavier Bon, Maria do Carmo Azevedo Leung, Mônica Santiago Galisa, Dith Medeiros de Mesquita.

2013 – São Paulo – M.Books do Brasil Editora Ltda.

1. Nutrição 2. Saúde 3. Alimentação

ISBN 978-85-7680-208-2

© 2013 M.Books do Brasil Editora Ltda.

Editor: Milton Mira de Assumpção Filho

Produção Editorial: Lucimara Leal

Coordenação Gráfica: Silas Camargo

Editoração: Crontec

2013
M.Books do Brasil Editora Ltda.
Proibida a reprodução total ou parcial.
Os infratores serão punidos na forma da lei.

Prefácio

*Verdadeiros sábios são os que escolhem viver
em vez de apenas sobreviver.*
(Autor desconhecido)

O livro *Atendimento Nutricional: uma Visão Prática, Adultos e Idosos*, escrito por Avany Maria Xavier Bon, Maria do Carmo Azevedo Leung, Mônica Santiago Galisa e Dith Medeiros de Mesquita, vem em boa hora. Este livro é uma obra didática, destinada aos alunos do curso de Nutrição e demais profissionais de saúde. Os objetivos que nortearam a sua elaboração propiciaram um compêndio com informações objetivas e concisas, sem prejuízo do conteúdo, apresentando uma visão clara dos diversos e mais importantes aspectos do atendimento nutricional do adulto e do idoso. A distribuição racional dos assuntos permite ao leitor acesso fácil aos diferentes tópicos. A ideia de editar este livro surgiu da reflexão sobre as necessidades dos profissionais da saúde, que buscam expandir seus conhecimentos na área de nutrição. Com o paradigma da inovação e renovação do conhecimento, os autores desta edição são profissionais comprometidos com o ensino e habilitados em sua prática profissional educativa. O conteúdo desta obra é resultado de toda a experiência acumulada no curso de Nutrição da Universidade Anhembi Morumbi e na experiência clínica dos autores, enfatizando os aspectos práticos de diagnóstico e de conduta, otimizando os diferentes tópicos abordados, com um forte elemento motivador. Com certeza, o acervo de publicações da área fica enriquecido com esta obra – um manual de grande importância – que recomendo para todos os interessados na melhoria da qualidade de vida de toda a população.

Prof. Dr. Sergio Timerman, MD, PhD, FACC, FAHA, FERC, FACP
Diretor da Escola de Ciências da Saúde da Universidade Anhembi Morumbi.
Diretor do laboratório de treinamento, simulação e pesquisa em emergências cardiovasculares do Instituto do Coração (InCor). Doutor em Cardiologia pela Faculdade de Medicina da Universidade de São Paulo.

SUMÁRIO

CAPÍTULO 1
Avaliação Antropométrica: Técnicas de Coleta de Dados 11

Definição de Termos 11
   Antropometria 11
   Variável 11
   Índice 11
   Indicador 12
   Padrão ou População de Referência 12
   Critério 12

Técnicas Antropométricas 12

Peso 12
   Estatura 15
      Envergadura e Semi Envergadura 18
      Comprimento de perna 18

Dobras Cutâneas 19
   Dobra Cutânea do Tríceps (DCT) 19
   Dobra Cutânea Biciptal (DCB) 21
   Dobra Subescapular (DCSE) 22
   Dobra Cutânea Suprailíaca (DCSI) 23

Perímetros 24
   Perímetro Abdominal (Per. A) 24

Perímetro de Cintura (PC) 25
Perímetro de Quadril (PQ) 26
Perímetro Braquial (PB) 26
Perímetro da Panturrilha (PP) 27

CAPÍTULO 2
Avaliação Nutricional segundo os Inquéritos Antropométrico, Bioquímico e Dietético 29
    Inquérito Antropométrico 30
Peso 31
    Peso Atual 31
    Peso Habitual ou Usual 31
    Estimativa de Peso 31
    Peso Saudável 31
    Peso Meta 31
    Peso Ajustado 32
    Alteração de Peso 32
    Porcentagem de Adequação do Peso Saudável 33
Estatura 33
    Estimativa de Estatura 33
    Semienvergadura / Amplitude do Braço 34
Índice de Massa Corporal (IMC): 34
Índice de Adiposidade Corporal (IAC) 35
Perímetro do Braço (PB) 36
Perímetro Muscular do Braço (PMB): 37
Área Muscular do Braço (AMB) 37
Dobra Cutânea do Triceps (DCT) e Dobra Cutânea Subescapular (DCSE) 38
    Classificação das dobras para idosos segundo SABE/OPAS, 2001 (Quadro 11) 39
Indicadores de Distribuição de Gordura Corporal 40
    Perímetro Abdominal (Per. A) 40
    Relação Cintura e Quadril (RCQ) 41
Inquérito Bioquímico 41
Avaliações Hematológicas 43

Anemias 43
Inquérito Dietético **45**
    Recordatório Alimentar de 24 horas (R24h).. 45
    Questionário de Frequência de Consumo Alimentar (QFCA)....................... 47
    Registro Alimentar (RA) 48

CAPÍTULO 3
Determinação das Recomendações Nutricionais **49**

Recomendações de Energia 49
Componentes do Gasto Energético de 24 Horas 49
    Metabolismo Basal (MB) 49
    Atividade Física ou Voluntária 50
Cálculo das Recomendações Energéticas 50
    Distribuição dos Macronutrientes na Composição do GET 52
    Exemplo de Cálculo dos Nutrientes Energéticos em um Plano Alimentar de 2.000 kcal para um Indivíduo de 65 kg 52
    Distribuição do GET nas Refeições 53
    Análise dos Micronutrientes 53

CAPÍTULO 4
Plano Alimentar **55**
    Análise Qualitativa 55
    Análise Semiquantitativa 56
    Análise Quantitativa 66

CAPÍTULO 5
Condutas Alimentares para Adultos e Idosos **67**

Adultos e Idosos Saudáveis 67
Orientação alimentar para adultos e idosos saudáveis 67
Adultos e Idosos com Doenças Crônicas Não Transmissíveis (DCNT) 69
    Adultos ou Idosos com Sobrepeso 69
    Adultos ou idosos com hipertensão 71

Adultos ou idosos com hipercolesterolemia 74
Adultos ou idosos com hipertrigliceridemia 76
Adultos ou Idosos com Diabetes Tipo 2 78
Adultos ou idosos com síndrome metabólica 80

CAPÍTULO 6
Diagnóstico e Intervenção Nutricional.. **85**
Processo de Assistência Nutricional (PAN) 85
Passos para realizar o Processo de Assistência Nutricional 85
   Primeiro passo: avaliação nutricional 85
   Segundo passo: diagnóstico nutricional 86
   Terceiro passo: intervenção nutricional...86
   Quarto passo: monitoramento e reavaliação nutricional 86

CAPÍTULO 7
Casos Clínicos... **87**
CASO 1...87
CASO 2...88
CASO 3 96
CASO 4...101

Apêndice 1... **105**
Apêndice 2... **109**
Apêndice 3 .... **113**
Apêndice 4... **117**
Apêndice 5... **119**
Apêndice 6... **123**
Apêndice 7... **127**
Referências... **129**

Capítulo 1

Avaliação Antropométrica: Técnicas de Coleta de Dados

Definição de Termos
Antropometria
A antropometria tem sua origem do grego *anthropo*, homem, e *metry*, medida (PETROSKI, 1999). Consiste na medição das variações das dimensões (e da composição) do corpo humano em diferentes idades e graus de nutrição (GIBSON, 2005). Envolve a obtenção de medidas físicas de um indivíduo, para relacioná-las com um padrão que reflita o seu crescimento e desenvolvimento (ROSSI, 2005; FREIBERG, ROSSI, CARAMICO, 2008).

Variável
Variável é o atributo ou característica que pode ter ou assumir diferentes valores ou aspectos, segundo os casos particulares ou circunstanciais aos quais estejam submetidos os indivíduos. As principais variáveis utilizadas em antropometria são:

- Gênero
- Idade
- Medidas antropométricas (FERREIRA, 2000)

Índice
Índice é o resultado da razão entre duas ou mais medidas ou variáveis que, isoladamente, não fornecem um diagnóstico. A importância do índice é a possibilidade de interpretar e agrupar medidas. Por exemplo: peso em relação à idade (BRASIL, 2004).

Indicador
Indicador é o índice associado a um ponto de corte, para que se estabeleça um juízo de valor (FERREIRA, 2000).

Padrão ou População de Referência
Padrão é uma população cujas medidas foram aferidas em indivíduos sadios, vivendo em condições socioeconômicas, culturais e ambientais satisfatórias, tornando-se uma referência para comparações com outros grupos (BRASIL, 2004).

Critério
O critério estabelece o limite entre normalidade e desvio nutricional, para um determinado índice (FERREIRA, 2000).

Técnicas Antropométricas
A seguir serão apresentadas as técnicas antropométricas das medidas de peso, estatura, dobras cutâneas e perímetros.

Peso
O indivíduo deverá ser pesado com o mínimo de roupas, inclusive retirar bonés, pulseiras, relógios ou qualquer outro adereço.

Equipamento: balança tipo plataforma ou eletrônica.

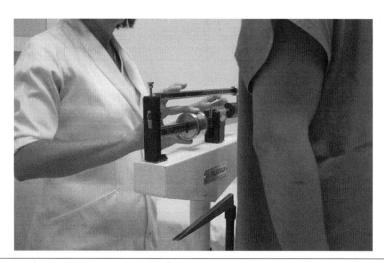

FIGURA 1 Balança antropométrica plataforma

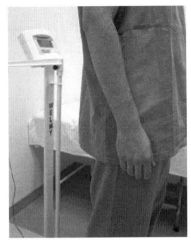

FIGURA 2 Balança antropométrica eletrônica

Técnica para balança plataforma (BRASIL, 2004):

- Verificar se a balança está nivelada no chão. Caso contrário, observar qual "pé" não está nivelado e corrigir.
- Verificar se a balança está calibrada (a agulha do braço e o fiel devem estar na mesma linha horizontal). Caso contrário, calibrá-la, girando lentamente o calibrador.
- Esperar até que a agulha do braço e o fiel estejam nivelados.
- Após a calibração da balança, ela deve ser travada e só então o indivíduo subirá na plataforma para ser pesado.
- O indivíduo deverá subir na plataforma e se posicionar de costas para a balança.
- Deverá se posicionar com os pés afastados à largura do quadril, o peso dividido em ambos os pés, olhando para frente, ombros descontraídos e braços soltos lateralmente.
- Perguntar ao indivíduo qual o valor do último peso.
- Destravar a balança.
- Mover o cursor maior sobre a escala numérica para marcar os quilos.
- Mover o cursor menor sobre a escala numérica para marcar os gramas.
- Esperar até que a agulha do braço e o fiel estejam alinhados.
- Realizar a leitura de frente para o equipamento a fim de visualizar melhor os valores apontados pelos cursores.
- Travar a balança antes de o indivíduo descer, evitando assim que sua mola desgaste, assegurando o bom funcionamento do equipamento.
- Retornar os cursores maiores e menores ao marco zero.
- Registrar o peso em formulário próprio.

A seguir apresenta-se a técnica em esquema, segundo o Ministério da Saúde (BRASIL, 2004):

Pesando crianças maiores de 2 anos, adolescentes e adultos
Balança Plataforma Mecânica

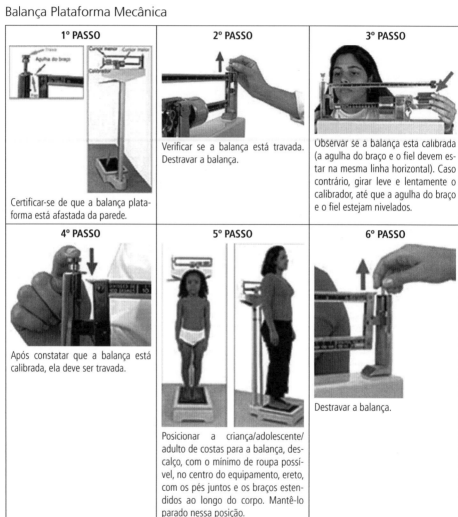

Fonte: www.saude.gov.br

FIGURA 3 Pesando crianças maiores de 2 anos, adolescentes e adultos

(Continua)

(Continuação)

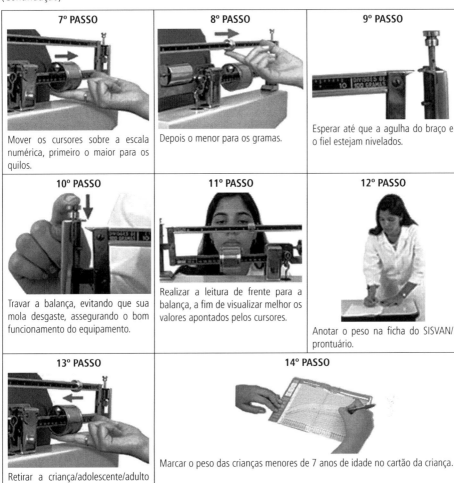

Fonte: www.saude.gov.br

FIGURA 3 Pesando crianças maiores de 2 anos, adolescentes e adultos

Estatura

A coleta da estatura deve ser realizada com o indivíduo descalço ou com meias finas e vestindo roupas leves de modo que se possa observar o contorno do corpo.

Equipamento: fita métrica inelástica ou estadiômetro (pode ter vários modelos e consiste de uma barra ou fita métrica não flexível, afixada à superfície plana e vertical, como a parede lisa sem rodapé).

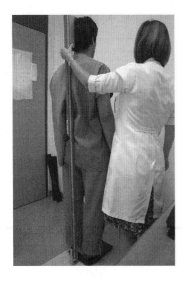

FIGURA 4 Estadiômetro

Técnica (BRASIL, 2004):

- O indivíduo deve estar ereto com os pés e pernas paralelos, peso distribuído em ambos os pés, braços relaxados ao lado do corpo e palmas das mãos voltadas para o corpo.
- Posicionar o avaliado no centro do estadiômetro, pernas estendidas, pés juntos, procurando pôr em contato com o instrumento de medida as superfícies posteriores do calcanhar, calcanhares, nádegas, ombros e região occipital.
- Posicionar a cabeça do indivíduo no plano de Frankfurt (quando a margem inferior da abertura do orbital e a margem superior do meatus auditivo externo, estão em uma mesma linha horizontal).
- Quando não for possível encostar os cinco pontos (calcanhares, panturrilhas, nádegas, escápulas e parte posterior do occiptal) na superfície posterior do estadiômetro, posicionar ao menos três deles (calcanhares, nádegas e ombros) e a cabeça no plano de Frankfurt.
- O avaliador deverá estar em pé e, se necessário, subir em um banco para realizar a medida.
- São realizadas três medidas, considerando-se a média das medidas como valor real da estatura total (essa recomendação é mais frequentemente utilizada para trabalhos científicos, sendo na prática clínica realizada apenas uma vez).

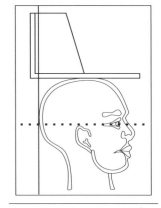

FIGURA 5 Plano de Frankfurt

A seguir demonstramos a técnica de forma esquemática, segundo Ministério da Saúde (BRASIL, 2004):

Medindo crianças maiores de 2 anos, adolescentes e adultos
Antropômetro Vertical

1º PASSO	2º PASSO	3º PASSO
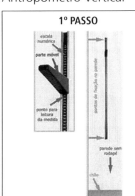	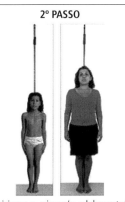	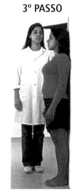
Verificar se o antropômetro está fixado numa parede lisa e sem rodapé.	Posicionar a criança/o adolescente/o adulto descalço e com a cabeça livre de adereços no centro do equipamento. Mantê-lo de pé, ereto, com os braços estendidos ao longo do corpo, com a cabeça erguida, olhando para um ponto fixo na altura dos olhos.	Encostar calcanhares, ombros e nádegas na parede.

4º PASSO	5º PASSO	6º PASSO
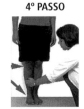	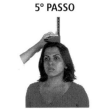	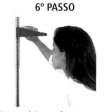
Os ossos internos dos calcanhares devem se tocar, bem como a parte interna de ambos os joelhos. Unir os pés, fazendo um ângulo reto com as pernas.	Abaixar a parte móvel do equipamento, fixando-a contra a cabeça, com pressão suficiente para comprimir o cabelo. Retirar a criança/adolescente/adulto, quando tiver certeza de que o mesmo não se moveu.	Realizar a leitura da estatura, sem soltar a parte móvel do equipamento.

7º PASSO	
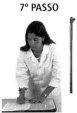	
Anotar o resultado na ficha do SISVAN/prontuário.	

Fonte: www.saude.gov.br

FIGURA 6 Medindo crianças maiores de 2 anos, adolescentes e adultos

Envergadura e Semi Envergadura

Para casos em que há impossibilidade de medir a estatura, sugere-se a utilização da envergadura, semi-envergadura e comprimento de perna para determinar a estimativa dessa medida.

Equipamento: fita métrica inelástica.

Técnica (REZENDE, 2009):

- Envergadura: Mede-se a amplitude total do braço, de ponta a ponta dos dedos médios, com as palmas das mãos voltadas para frente, passando a fita métrica diante das clavículas.
- Semi-envergadura: A medida parcial da amplitude, da extremidade do dedo médio até a linha média do corpo (ponto do externo), com as palmas das mãos voltadas para frente.

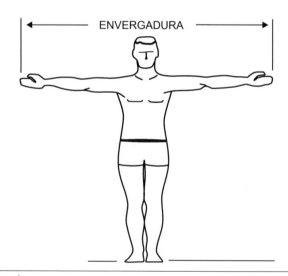

FIGURA 7 Envergadura

Comprimento de perna

Medida utilizada nas fórmulas para estimativa de estatura.

Equipamento: antropômetro horizontal ou infantômetro ou régua pediátrica.

- Técnica indivíduo sentado: o indivíduo deverá estar sentado o mais próximo possível da extremidade da cadeira, mede-se com o antropômetro o comprimento entre o calcanhar e a superfície anterior da perna esquerda na altura do joelho (ponto ósseo externo logo abaixo da rótula – cabeça da tíbia), flexionado em ângulo de 90 graus.

Em função de limitações físicas, a perna selecionada poderá ser a direita e o equipamento poderá ser colocado, também, lateralmente.

- *Técnica indivíduo deitado* (CHUMLEA, ROCHE, MUKHERJEE, 1987): indivíduo deitado em posição supina, joelho e tornozelo esquerdos dobrados em um ângulo de 90 graus, mede-se o comprimento do joelho com um antropômetro horizontal ou infantômetro. Na impossibilidade de realizar a medida na perna esquerda, utilizar a direita.

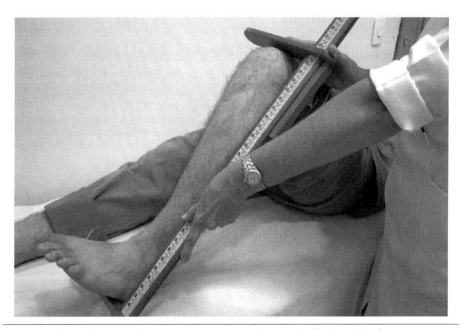

FIGURA 8 Comprimento da perna com antropômetro com indivíduo deitado

Dobras Cutâneas
Essas medidas são realizadas de preferência no indivíduo em pé, e o seu valor é o resultado da média de três medidas, intercalando as diversas dobras.

Dobra Cutânea do Tríceps (DCT)
É medida na face posterior do braço, na distância média entre a borda superolateral do acrômio e a borda inferior do olecrânio.

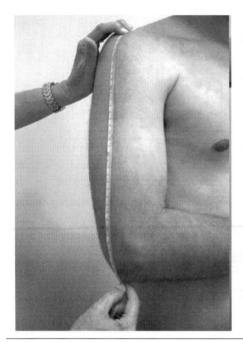
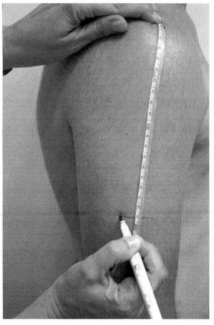

FIGURA 9 Determinação do ponto médio entre o acrômio e o olecrânio

Equipamento: adipômetro ou plicômetro.

Técnica (PETROSKI, 1999):

- Identificar e marcar (caneta especial ou comum) o local da DCT (ponto médio entre acrômio e o olecrânio).
- Destacar a DCT com o polegar e o indicador da mão esquerda, um centímetro acima do ponto de medida da dobra.
- Colocar as hastes do adipômetro ou plicômetro perpendiculares à DCT, aproximadamente, um centímetro abaixo do polegar e do indicador, no local demarcado e soltar a pressão das hastes, lentamente.
- Fazer a leitura da medida no marcador em 2 a 4 segundos, no máximo, após a pressão na dobra.
- Retirar o compasso e soltar a DCT.
- Registrar o valor obtido.

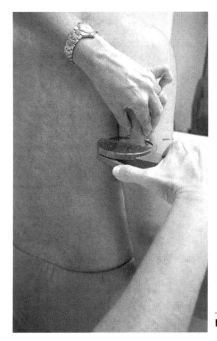

FIGURA 10 Dobra cutânea do Tríceps

Dobra Cutânea Biciptal (DCB)

É determinada no sentido do eixo longitudinal no lado anterior do braço com a palma da mão voltada para frente. Exatamente na altura da maior circunferência aparente do ventre do bíceps ou no ponto médio localizado entre o acrômio e o olecrânio.

Equipamento: adipômetro ou plicômetro.

Técnica (PETROSKI, 1999):

- Identificar e marcar (caneta especial ou comum) o local da DCB (ponto médio entre acrômio e o olecrânio).
- Pinçar com o indicador e polegar da mão esquerda, um centímetro acima do ponto de medida da dobra.
- Posicionar o adipômetro de forma perpendicular à dobra.
- Fazer a leitura da medida no marcador em 2 a 4 segundos, no máximo, após a pressão na dobra.
- Retirar o compasso e soltar a DCB.
- Registrar o valor obtido.

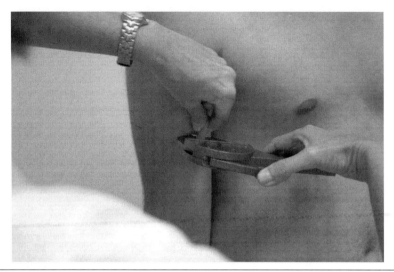

FIGURA 11 Dobra cutânea do Biciptal

Dobra Subescapular (DCSE)

É determinada obliquamente ao eixo longitudinal do corpo, seguindo a orientação dos arcos costais, dois centímetros abaixo do ângulo inferior da escápula.

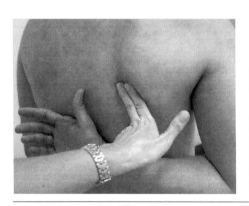 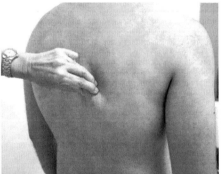

FIGURA 12 Dobra cutânea Subescapular

Equipamento: adipômetro ou plicômetro.

Técnica: (PETROSKI, 1999):

- A região a ser medida deve estar livre de roupas.
- O indivíduo deve estar ereto com os braços relaxados ao lado do corpo.

- Apalpar a escápula para localizar seu ângulo inferior. Para alguns indivíduos, especialmente obesos, colocar delicadamente o braço atrás das costas e identificar o local.
- Realizar o pinçamento da dobra, aproximadamente dois centímetros (ou 2 dedos) abaixo do ângulo inferior da escápula.
- O pinçamento da dobra é feito ao longo da linha de 45 graus do ângulo, cujo vértice é o ponto inferior da escápula.
- Segurar firmemente a dobra cutânea entre o polegar e o indicador da mão esquerda.
- Colocar as hastes do calibrador perpendiculares à dobra com a mão direita.
- Soltar a pressão das hastes, lentamente.
- Manter a dobra pressionada enquanto a medida é realizada.
- Realizar a leitura segundos após a pressão ter sido aplicada.
- Manter o pinçamento da dobra, afastar as hastes do calibrador para removê-lo do local, em seguida, afrouxar os dedos, desfazendo a dobra.
- Fechar as hastes, lentamente, para prevenir danos ou perda da **calibragem do equipamento**.
- Registrar o valor obtido.

Dobra Cutânea Suprailíaca (DCSI)

É medida acima da crista ilíaca anterossuperior na linha axilar anterior, no sentido oblíquo ao eixo longitudinal do corpo.

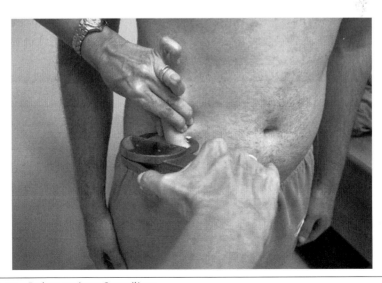

FIGURA 13 Dobra cutânea Suprailíaca

Equipamento: adipômetro ou plicômetro.

Técnica (PETROSKI, 1999):

- O indivíduo deve estar ereto com os braços relaxados ao lado do corpo e os pés unidos.
- O pinçamento da dobra deve ser feito ao longo da linha média entre a crista ilíaca e a axila, inclinando-se de forma descendente a um ângulo de 45 graus com o plano horizontal, estendido em direção à sínfise púbica.
- Destacar a dobra cutânea, colocando o polegar e o indicador da mão esquerda.
- O calibrador deve estar na mão direita.
- Colocar as hastes do calibrador perpendiculares à dobra.
- Soltar a pressão das hastes lentamente.
- Manter a dobra pressionada enquanto a medida é realizada.
- Realizar a leitura segundos após a pressão ter sido aplicada.
- Manter o pinçamento da dobra, afastar as hastes do calibrador para removê-lo do local, em seguida, afrouxar os dedos, desfazendo a dobra.
- Registrar o valor obtido.

Perímetros

Para obter as medidas dos perímetros abdominal, da cintura e do quadril, o indivíduo deverá manter-se ereto, com abdome relaxado, braços ao lado do corpo, com os pés unidos e seu peso igualmente sustentado pelas pernas.

Perímetro Abdominal (Per. A)

É localizado entre a última costela e a crista ilíaca.

Equipamento: fita métrica inelástica.

Técnica (OMS, 2000):

- O indivíduo deve estar em posição anatômica, com o abdome relaxado.
- Localizar o ponto médio entre a última costela e a crista ilíaca.
- O avaliador deverá posicionar-se lateralmente ao avaliado e passar a fita métrica na região marcada.
- O avaliador deverá observar se a fita está mantida em plano horizontal, sem pressionar os tecidos moles.
- Realizar a leitura e registrar o valor obtido.

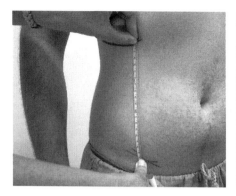
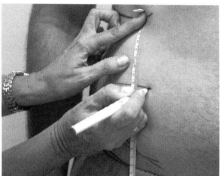
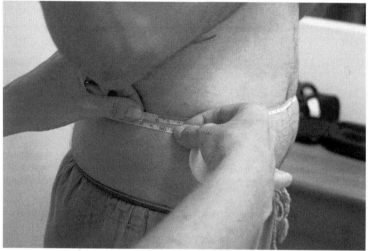

FIGURA 14 Perímetro Abdominal

Perímetro de Cintura (PC)
Localiza-se na região mais estreita do abdome.

Equipamento: fita métrica inelástica.

Técnica (PETROSKI, 1999; HEYWARD, STOLARCZYK, 2000):

- O indivíduo deve estar em posição anatômica, com o abdome relaxado.
- O avaliador deverá posicionar-se lateralmente ao avaliado.
- Passar a fita métrica na região mais estreita do abdome.
- O avaliador deverá observar se a fita está mantida em plano horizontal, sem pressionar os tecidos moles.
- Realizar a leitura e registrar o valor obtido.

Perímetro de Quadril (PQ)

Localiza-se no ponto de maior protuberância sobre a região glútea.

Equipamento: fita métrica inelástica.

Técnica (PETROSKI, 1999; HEYWARD, STOLARCZYK, 2000):

- O indivíduo deverá estar em posição anatômica, com o abdome relaxado.
- O avaliador deverá posicionar-se lateralmente ao avaliado.
- Passar a fita métrica no ponto de maior protuberância sobre a região glútea.
- O avaliador deverá observar se a fita está mantida em plano horizontal, sem pressionar os tecidos moles.
- Realizar a leitura e registrar o valor obtido.

Perímetro Braquial (PB)

É medido no ponto médio entre o acrômio e o olecrânio com o braço relaxado.

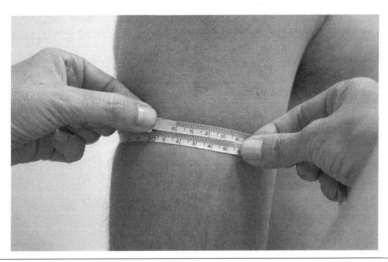

FIGURA 15 Perímetro Braquial

Equipamento: fita métrica inelástica.

Técnica (PETROSKI, 1999):

- O indivíduo deverá estar em posição anatômica.

- O avaliador posicionado lateralmente ao avaliado.
- Identificar e marcar (caneta especial ou comum) o ponto médio entre acrômio e o olecrânio.
- Passar a fita métrica no ponto marcado.
- O avaliador deverá observar se a fita está mantida em plano horizontal, sem pressionar os tecidos moles.
- Realizar a leitura e registrar o valor obtido.

Perímetro da Panturrilha (PP)
Localizado no ponto mais volumoso da panturrilha.

Equipamento: fita métrica inelástica.

Técnica indivíduo deitado (PETROSKI, 1999):

- O indivíduo deverá estar deitado, posição supina.
- Dobrar delicadamente a perna, fazendo com que o joelho dobrado forme um ângulo de 90 graus.
- Passar a fita métrica no ponto mais volumoso da panturrilha.
- O avaliador deverá observar se a fita está mantida em plano horizontal.
- Realizar a leitura e registrar o valor obtido.

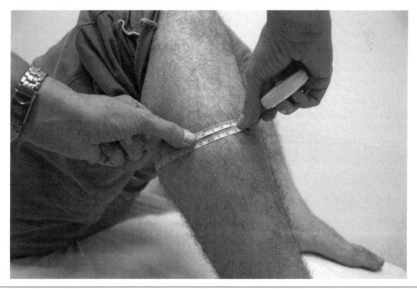

FIGURA 16 Perímetro da Panturrilha

Técnica indivíduo sentado (PETROSKI, 1999):

- O indivíduo deverá estar sentado mais próximo possível da extremidade da cadeira.
- Verificar se a perna está dobrada em ângulo de 90 graus.
- Passar a fita métrica no ponto mais volumoso.
- O avaliador deverá observar se a fita está mantida em plano horizontal.
- Realizar a leitura e registrar o valor obtido.

Capítulo 2

Avaliação Nutricional segundo os Inquéritos Antropométrico, Bioquímico e Dietético

A avaliação do estado nutricional é um processo contínuo, dinâmico que permitirá identificar os desvios nutricionais e possibilitar intervenções adequadas com o propósito de manter e/ou recuperar o estado de saúde do indivíduo (CUPPARI, 2002).

Define-se estado nutricional como o resultado do equilíbrio entre o consumo de nutrientes e o gasto energético do organismo para suprir as necessidades nutricionais do indivíduo (MAHAN, ESCOTT-STUMP, 2002).

Há três tipos de classificações do estado nutricional denominadas: *eutrofia*, quando existe o equilíbrio entre o consumo em relação às necessidades nutricionais; *carência nutricional*, quando ocorre insuficiência quantitativa e/ou qualitativa do consumo de nutrientes em relação às necessidades nutricionais e *excesso nutricional*, observado pelo elevado consumo de nutrientes em relação às necessidades nutricionais (BRASIL, 2004).

Em geral, para avaliar o estado nutricional de um indivíduo será necessário analisar vários métodos para compor um direcionamento ao seu tratamento.

O diagnóstico baseia-se em informações obtidas pela anamnese nutricional, complementadas por dados antropométricos, bioquímicos, dietéticos e os clínicos, esse último, se o médico o realizar, será utilizado como complementação no fechamento do diagnóstico nutricional.

A seguir serão discutidos os inquéritos utilizados para compor o diagnóstico nutricional.

Inquérito Antropométrico

É um método de investigação em nutrição, baseado na medição das variações físicas e na composição corporal global, que permite a classificação de indivíduos e grupos segundo o seu estado nutricional. Esse método tem como vantagens ser de fácil aplicação e padronização, além de pouco invasivo, porém, como desvantagens, destacam-se a incapacidade de detectar alterações recentes no estado nutricional e deficiências específicas de nutrientes (BRASIL, 2004).

As principais medidas antropométricas utilizadas, para o acompanhamento nutricional do grupo etário de adultos (de 20 anos completos a 60 anos incompletos) e idosos (a partir dos 60 anos), em consultórios e/ou ambulatórios são:

- *Peso*: obtido em quilogramas (são informações de peso atual, peso habitual, peso saudável, peso ajustável e porcentagem de perda de peso).
- *Estatura*: em metros (poderá ser obtida a estimativa de estatura por meio de outras medidas antropométricas para acamados, cadeirantes e indivíduos impossibilitados de serem medidos em posição ereta).
- *Dobras*: espessuras de dobras cutâneas do bíceps, tríceps, subescapular e suprailíaca em milímetros.
- *Perímetros*: perímetro do braço, da perna, da cintura, do quadril e do abdome, em centímetros.

Com esses dados, pode-se calcular *os índices antropométricos ou nutricionais* mais utilizados, lembrando que cada uma das fases do ciclo da vida possui referências e pontos de corte diferenciados (BRASIL, 2004), como os apresentados abaixo:

- Relação entre peso e estatura: obtido pelo cálculo do Índice de Massa Corporal (IMC).
- Relação entre estatura e perímetro do quadril: permite obter o Índice de Adiposidade Corporal (IAC).
- Medidas secundárias: perímetro muscular do braço em centímetros e área muscular do braço em centímetros ao quadrado.

A seguir, as considerações sobre como utilizar as medidas (as técnicas estão detalhadas no Capítulo 1) e os índices antropométricos:

Peso

É a soma de todos os componentes corporais e reflete a reserva energético-protéica do indivíduo. O peso pode ser analisado de diversas formas conforme descrito a seguir.

Peso Atual
É obtido no momento da consulta e deve ser registrado em quilos com uma casa após a vírgula. Exemplo: 56,7 Kg

Peso Habitual ou Usual
Utilizado como referência na impossibilidade de medir o peso atual ou como referência na avaliação das alterações ponderais recentes e deve ser referido pelo indivíduo.

Estimativa de Peso
Estima-se o peso por meio das seguintes equações de CHUMLEA et al., 1987:

Homens: [(0,98 x PP) + (1,16 x CP) + (1,73 x PB) + (0,37 x DCSE) − 81,69]

Mulheres: [(1,27 x PP) + (0,87 x CP) + (0,98 x PB) + (0,4 x DCSE) − 62,35]

Onde:
PP = perímetro da panturrilha
CP = comprimento de perna
PB = perímetro do braço
DCSE = dobra cutânea subescapular

A partir dessas medidas podem-se obter os seguintes pesos:

Peso Saudável
Para adultos é qualquer valor resultante do cálculo dos IMCs dentro do intervalo de 18,5 kg/m^2 a 24,99 kg/m^2 (OMS, 2000) e para idosos dentro do intervalo de 23 kg/m^2 a 28 kg/m^2, segundo SABE/OPAS, 2001 (BARBOSA et al, 2005).

Peso Meta
Para indivíduos muito acima ou muito abaixo do peso saudável, é o peso desejável a ser atingido; nem sempre é o saudável. O modo mais prático para este cálculo é a utilização do índice de massa corporal (IMC), considerando, por exemplo, para indivíduos com peso muito acima do saudável, o IMC máximo da

classificação inferior ao diagnosticado. Exemplo: Indivíduo adulto classificado como obesidade classe II, considerar o limite superior do IMC referente à obesidade classe I (este raciocínio é válido para indivíduos abaixo do peso).

Peso Ajustado

É o peso saudável corrigido para determinação das necessidades nutricionais, quando o indivíduo apresentar IMC>27Kg/m². Esse método é indicado para indivíduos adultos. É obtido por meio da seguinte equação:

$$\text{Peso Ajustado} = (PA - PS) \times 0{,}25 + PS$$

Onde:
PA = peso atual e PS = peso saudável

Alteração de Peso

A perda involuntária de peso é uma informação importante para avaliação nutricional, devido a elevada correlação com mau prognóstico clínico. Consiste na comparação entre o peso atual (PA) e o peso usual ou habitual (PH), que fornece a porcentagem de perda de peso (PP).

A determinação da variação de peso é feita por meio da fórmula:

$$(\%) \text{ Perda Ponderal} = \frac{\text{Peso Habitual} - \text{Peso Atual}}{\text{Peso Habitual}} \times 100$$

QUADRO 1 – Porcentagem de perda ponderal em relação ao tempo

Tempo	Perda significativa de peso (%)	Perda grave de peso (%)
semana	1–2	>2
1 mês	5	>5
3 meses	7,5	>7,5
6 meses	10	>10

Fonte: BLACKBURN, BISTRIAN, 1997.

Porcentagem de Adequação do Peso Saudável

Verifica o quanto o peso atual está distante do saudável, considerando valores inferiores a 90%, como indicativo de comprometimento nutricional, que varia de ligeira à intensa desnutrição e, para valores superiores a 110%, como excesso de peso, classificado em sobrepeso e obesidade (BLACKBURN, THORTON, 1979).

$$\% \text{ adequação} = \frac{\text{Peso Atual}}{\text{Peso Saudável}} \times 100$$

QUADRO 2 – Classificação do estado nutricional de acordo com a adequação do peso

Classificação do peso (%)	Estado nutricional
≤70	Desnutrição grave
70,1 – 80	Desnutrição moderada
80,1 – 90	Desnutrição leve
90,1 – 110	Eutrofia
110,1 – 120	Sobrepeso
>120	Obesidade

Fonte: BLACKBURN; THORTON, 1979.

Estatura

O avaliador, após realizar a técnica corretamente (ver Capítulo1), deverá anotar exatamente a estatura e depois arredondá-la, considerando valores maiores ou iguais a 0,5 mm. Exemplo: anota-se 162,6 cm, arredonda-se para 163 cm e para registrar em metros utiliza-se duas casas após a vírgula: 1,63 m.

Estimativa de Estatura

É indicado principalmente para idosos, mas também pode ser utilizada para indivíduos impossibilitados de medir pelo método convencional, obtido por meio das equações de Chumlea, de acordo com o gênero (CHUMLEA et al, 1987; CHUMLEA, ROCHE, STEINBAUGH, 1985).

Homens: [64,19 – (0,04 x idade) + (2,02 x CP)]
Mulheres: [84,88 – (0,24 x idade) + (1,83 x CP)]

Onde:
CP = Comprimento da perna em centímetros.

Semienvergadura / Amplitude do Braço (REZENDE, et al., 2009)

Nos indivíduos impossibilitados de medir a estatura pode-se utilizar a medida recumbente, obtida pelo dobro da medida da semienvergadura, principalmente, quando os indivíduos não deambulam ou possuem algum tipo de problema relacionado à estrutura óssea, como encurtamento de vértebras, osteoporose e cifose, porém deve-se ter cautela ao utilizá-la, pois estudos evidenciaram uma superestimação de valores em relação à medida real do indivíduo.

Índice de Massa Corporal (IMC):

Segundo a Organização Mundial de Saúde (OMS) este índice é um indicador simples do estado nutricional, calculado a partir da divisão entre o peso atual (PA) pela estatura ao quadrado (E^2), resultando em um valor expresso em Kg/m². Quando utilizado isoladamente, não permite observar a composição corporal, pois não diferencia o peso associado ao músculo ou à gordura corporal, devendo-se associá-lo com outros métodos, para observar fatores de risco (OMS, 2000).

Atualmente, existem valores de referência de IMC específicos para cada faixa etária, o que o torna mais preciso.

A Organização Mundial de Saúde (OMS) classifica o estado nutricional, especialmente em adultos, por meio de faixas de variação com associações a risco de comorbidades, conforme ilustra os quadros abaixo:

QUADRO 3 – Classificação do estado nutricional de adultos de acordo com o Índice de Massa Corpórea (IMC)

IMC (Kg/m²)	Classificação
< 16,00	Baixo peso severo
16,00 – 16,99	Baixo peso moderado
17,00 – 18,49	Baixo peso leve
< 18,50	Baixo Peso
18,50 – 24,99	Eutrofia
≥ 25,00	Sobrepeso
25,00 – 29,99	Pré-obeso
30,00 – 34,99	Obesidade classe I
35,00 – 39,99	Obesidade classe II
≥ 40,00	Obesidade classe III

OMS, 1998; OMS, 2000.

QUADRO 4 – Classificação do estado nutricional de idosos de acordo com o Índice de Massa Corpórea (IMC)

IMC (kg/m²)	Classificação
< 23	Baixo Peso
23≥ IMC < 28	Eutrofia
≥ 28 e < 30	Sobrepeso
≥ 30	Obesidade

SABE/OPAS, 2001 apud BARBOSA et al, 2005.

Índice de Adiposidade Corporal (IAC)

Proposto por pesquisadores da Universidade do Sul da Califórnia, foi realizado com pessoas de origem mexicana e africana, que correlacionaram o Índice de Adiposidade Corporal (apresentado pela fórmula abaixo) com o método de densitometria e encontraram resultados mais fidedignos que o IMC, para avaliar a gordura corporal. De aplicação simples, já que se baseia apenas nas medidas antropométricas do perímetro do quadril e da estatura, sem levar em consideração o peso e o sexo, parece ser mais preciso que o IMC, porém apresenta como desvantagem ser um método mais difícil para se calcular e necessita de uma pessoa treinada e capacitada para realizar a medida do perímetro do quadril com precisão (BERGMAN, et al. 2011).

O cálculo deste índice é obtido por meio da seguinte fórmula:

$$IAC (\%) = \frac{PQ\ (cm)}{E\ (m) \times \sqrt{E\ (m)}} - 18$$

Onde: PQ = Perímetro de quadril em centímetros (cm) e E = estatura em metros (m).

QUADRO 5 – Classificação do excesso de gordura corpórea segundo IAC

Classificação	Homens	Mulheres
Excesso de gordura	> 25	> 30
Moderada	19 a 24	26 a 29
Ideal	15 a 18	20 a 25
Baixa	11 a 14	16 a 19
Excepcionalmente baixa	6 a 10	10 a 15

Fonte: BERGMAN, et al, 2011.

Perímetro do Braço (PB)

Representa a somatória das áreas constituídas pelos tecidos ósseo, muscular e gorduroso do braço, também denominada reserva energética proteica. Essa medida possui a tendência de reduzir com a perda de peso aguda e crônica ou avaliar alterações na composição corporal. Além disso, pode ser combinada à dobra cutânea do tríceps para, indiretamente, estimar a área muscular e de gordura do braço por meio de fórmulas.

Essa medida deve ser comparada à referência de Frisancho, 1990 (Apêndice 1) para classificar os adultos em valores distribuídos em percentis, segundo gênero e idade conforme ilustra o quadro a seguir:

QUADRO 6 – Avaliação do estado nutricional de acordo com o Perímetro Braquial

< P5	Perímetro reduzido / Desnutrição
P5 |– P 15	Risco de perímetro reduzido/ Risco para desnutrição
P15 |– P85	Eutrofia
≥P85	Perímetro aumentado

Fonte: FRISANCHO, 1990.

Em relação aos idosos, esta medida deve ser comparada a referência de SABE/OPAS, 2001 (Apêndice 2) para classificar segundo valores distribuídos em percentis, de acordo com gênero e idade. O quadro a seguir estabelece os critérios de classificação dos índices utilizados para idosos.

QUADRO 7 – Avaliação do estado nutricional de idosos segundo diversos índices

Percentil	Critério de Classificação dos Itens IMC, PB, DCT, PP, PC, PQ e PMB
< P5	Desnutrição
P5 - P10	Risco de desnutrição
P10 - P90	Eutrofia
> P90	Obesidade ou musculatura desenvolvida

Fonte: SABE/OPAS, 2001 apud BARBOSA et. al., 2005.

IMC – Índice de Massa Corporal, PB – Perímetro do Braço, DCT – Dobra Cutânea do Tríceps, PP – Perímetro da Panturrilha, PC – Perímetro da Cintura, PQ – Perímetro do Quadril e PMB – Perímetro Muscular do Braço

Perímetro Muscular do Braço (PMB):

Esta medida secundária permite analisar a estimativa de reserva proteica ou massa muscular, sem incluir o diâmetro do osso. Segundo Frisancho, 1981 (Apêndice 3), este valor pode superestimar o perímetro do braço em homens em relação às mulheres, uma vez que o úmero é maior em homens. A equação utilizada para o cálculo do PMB pressupõe que o braço e o músculo do braço sejam circulares, quando estudos mostram que são elípticos e que o perímetro do braço e o perímetro do osso podem variar entre grupos étnicos. Com base nos valores de referência estabelecidos por Frisancho, 1981, a fórmula e classificação são realizadas de acordo com os percentis descritos abaixo:

$$\text{PMB (cm)} = \text{PB (cm)} - (\text{DCT (mm)} \times \pi \div 10) = \text{PB} - (\text{DCT} \times 0{,}314)$$

QUADRO 8 – Avaliação do estado nutricional de adultos, de acordo com Perímetro Muscular do Braço

< P5	Déficit de massa magra
P5 |– P10	Risco de déficit de massa magra
P10 |– P90	Eutrofia
≥ P90	Musculatura desenvolvida

Fonte: FRISANCHO, 1981.

Para classificação desse índice para idosos sugerem-se os critérios de SABE/OPAS, 2001(Quadro 7).

Área Muscular do Braço (AMB)

A partir do resultado obtido no cálculo do PMB, é possível determinar a AMB, que também estima a reserva protéica ou muscular, porém a diferença entre o PMB é que, nesta fórmula, além de estar incluído o osso, sugere-se a correção deste para ambos os gêneros, subtraindo-se da equação 6,5 cm^2 para mulheres e 10 cm^2 para homens (Apêndice 4). As equações corrigidas não foram validadas para uso em idosos e não são apropriadas para obesos.

Fórmulas:

$$AMB = \frac{(PMB)^2}{4\pi} = \frac{(PMB)^2}{12,57}$$

AMB corrigido (AMBc):
Homens: AMB − 10 cm^2
Mulheres: AMB − 6,5 cm^2

QUADRO 9 – Avaliação do estado nutricional de acordo com a Área Muscular do Braço

< P5	Déficit de massa magra ou muscular
P5 |− P15	Risco de déficit de massa magra ou muscular
P15 |− P85	Eutrofia
≥ P 85	Excesso de massa magra ou muscular

Fonte: FRISANCHO, 1990.

Para o Perímetro Muscular do Braço (PMB) e Área Muscular do Braço (AMB), o arredondamento deverá ser realizado ao término do cálculo da fórmula, considerando uma casa após a vírgula.

Dobras Cutâneas

São medidas úteis para se obter a reserva de gordura subcutânea ou energética. Essas medidas não são fidedignas para certas situações, como edema ou obesidade.

A grande limitação no uso deste método, na prática clínica, é a necessidade de um bom treinamento do avaliador, com identificação correta dos pontos anatômicos do avaliado, bem como a utilização de compassos (plicômetro ou adipômetro) calibrados.

Dobra Cutânea do Triceps (DCT) e Dobra Cutânea Subescapular (DCSE)

Essas medidas permitem, isoladamente, uma avaliação da quantidade de massa adiposa que o indivíduo pode apresentar, comparando-se com os valores para adultos preconizados por Frisancho, 1990 (Apêndice 5 e 6) e para idosos SABE/OPAS, 2001 (Apêndice 2).

QUADRO 10 – Avaliação do estado nutricional de adultos, de acordo com as dobras do tríceps e subescapular

< P5	Déficit de gordura
P5 |– P15	Risco de déficit de gordura
P15 |– P85	Eutrofia
≥P 85	Excesso de gordura

Fonte: FRISANCHO, 1990.

Para classificação dessas dobras para idosos sugerem-se os critérios de SABE/OPAS, 2001 (Quadro 7).

Os locais em que as dobras cutâneas refletem melhor adiposidade são: triciptal, biciptal, subescapular e supra ilíaca. A soma dessas quatro dobras pode estimar a porcentagem de gordura corporal em adultos, por meio de equações de predição. Dessa forma, Durnin, Womersley (1974) demonstraram equações de regressão linear, para estimar a densidade corporal, para ambos os gêneros, em diferentes faixas etárias. O resultado da soma dessas dobras, ou o valor mais próximo, deverá ser encontrado na primeira coluna do Apêndice 7 e, em seguida, deve-se localizar as colunas correspondentes à idade e gênero, para determinar o valor da porcentagem de gordura corporal. Este valor deverá ser comparado com a referência de Lohman, Roche, Martorell (1991) conforme ilustrado no quadro 11:

QUADRO 11 – Classificação dos valores de referência para percentuais de gordura corporal em adultos, de acordo com o gênero

Classificação	Homens	Mulheres
Risco de doenças e desordens associadas à desnutrição	≤ 5	≤ 8
Abaixo da média	6-14	9-22
Média	15	23
Acima da média	16-24	24-31
Risco de doenças associadas à obesidade	≥ 25	≥ 32

Fonte: LOHMAN, ROCHE, MARTORELL, 1991.

Indicadores de Distribuição de Gordura Corporal

O Perímetro Abdominal (Per. A) é uma medida antropométrica, que vem sendo amplamente utilizada na prática clínica por estar relacionada à distribuição da gordura central, como fator de risco importante para a morbidade e mortalidade.

Denomina-se distribuição de gordura corporal androide (maçã) ou obesidade central ou visceral, o acúmulo de gordura na região abdominal, localizada tanto entre os órgãos quanto no tecido subcutâneo e está associada à maior ocorrência de doenças metabólicas e cardiovasculares, principalmente, no gênero masculino.

A distribuição corporal ginoide (pera) é caracterizada pelo acúmulo de gordura na região glúteo femural (quadril, nádegas e pernas), mais observada no gênero feminino e associada a problemas vasculares.

Várias medidas antropométricas têm sido utilizadas para identificar a gordura abdominal e prever o risco para doenças cardiovasculares ou metabólicas, entre os métodos mais utilizados, na prática clínica, destacam-se:

Perímetro Abdominal (Per. A)

Segundo a OMS (2000) é uma medida correlacionada com a quantidade de tecido adiposo visceral e que permite identificar o tipo de obesidade (central, visceral ou androgênico) ou para avaliar indivíduos com sucesso no tratamento de perda de peso. É importante salientar que essa medida não precisa ser realizada em pessoas com IMC $\geq 35\text{Kg/m}^2$, e em idosos utiliza-se apenas para acompanhamento e para verificar se a intervenção nutricional é satisfatória. Os valores de referência para o perímetro abdominal estão apresentados no quadro a seguir:

QUADRO 12 – Classificação de perímetro abdominal em adultos segundo gênero

Risco	Perímetro (cm) Homens	Perímetro (cm) Mulheres
Sem risco	< 94	< 80
Risco aumentado	≥ 94	≥ 80
Substancialmente aumentado	≥ 102	≥ 88

Fonte: OMS, 2000.

Relação Cintura e Quadril (RCQ)

Obtida por meio da divisão do valor da medida da cintura pelo quadril tem sido menos utilizada atualmente embora permita uma associação direta da gordura abdominal elevada e o risco de hipertensão, diabetes tipo 2 e hiperlipidemia, sendo importante que o perímetro da cintura seja menor que o do quadril.

Valores para relação Cintura/Quadril	Risco para doenças cardiovasculares
RCQ > 1	Para homens
RCQ > 0,85	Para mulheres

Fonte: BRASIL, 2004.

Inquérito Bioquímico

De acordo com a Resolução do Conselho Federal de Nutricionistas (CFN) número 306/2003 e com a Lei número 8.234, de 17 de setembro de 1991, o nutricionista pode solicitar exames laboratoriais necessários à avaliação, à prescrição e ao acompanhamento da evolução nutricional do cliente-indivíduo. Porém, segundo o CFN, o nutricionista deverá considerar o cliente-indivíduo globalmente, respeitando suas condições clínicas, individuais, socioeconômicas e religiosas, desenvolvendo a assistência integrada junto à equipe multiprofissional; considerar diagnósticos, laudos e pareceres dos demais membros da equipe multiprofissional, definindo com estes, sempre que pertinente, outros exames laboratoriais.

A solicitação de exames bioquímicos pelo nutricionista permite um acompanhamento nutricional do indivíduo na verificação à adesão ao tratamento dietético e monitoração das evoluções metabólicas. Estes exames devem seguir protocolos estabelecidos, previamente aprovados pela equipe multidisciplinar, sendo imprescindível o acompanhamento médico concomitante.

O nutricionista poderá utilizar os resultados dos exames laboratoriais como indicador de estado nutricional e/ou de acompanhamento metabólico, mas não deverá assumir o diagnóstico nutricional por si, sem o parecer clínico anterior.

O diagnóstico clínico, a anamnese, o exame físico e os exames laboratoriais se complementam, para determinar o diagnóstico nutricional.

Os exames laboratoriais mais solicitados e/ou analisados, na prática, em consultórios são:

QUADRO 13 – Valores de glicemia, segundo a American Diabetes Association, 2011

Normal: glicemia de jejum 70 a 99 mg/dl e inferior a 140 mg/dl pós prandial de 2 horas
Intolerância à glicose: glicemia de jejum entre 100 a 125 mg/dl
Diabetes Mellito: duas amostras colhidas em dias diferentes com resultado ≥ 126 mg/dl ou quando a glicemia realizada a qualquer hora do dia estiver ≥ 200 mg/dl na presença de sintomas
Teste de Tolerância à glicose: aos 120 minutos, esta deverá estar igual ou acima de 200 mg/dl
Hemoglobina glicada ou glicosilada (HbA1c): índice de controle da glicose a longo prazo (2 a 3 meses): ≥ 6,5%

Fonte: American Diabetes Association, 2011.

QUADRO 14 – Perfil lipídico, segundo IV Diretriz Brasileira sobre Dislipidemia, 2007

Perfil Lipídico	Valor de Referência (mg/dl)/ Categoria
Colesterol Total (CT)	< 200 (ótimo) 200 – 239 (limítrofe) ≥ 240 (alto)
LDL-c* (Lipoproteína de baixa densidade)	< 100 (ótimo) 100 – 129 (desejável) 130 – 159 (limítrofe) 160 – 189 (alto) ≥ 190 (muito alto)
HDL-c* (Lipoproteína de alta densidade)	> 40 (baixo) ≥ 60 (alto)
TG (Triglicerídeos)	< 150 (ótimo) 150 – 199 (limítrofe) 200 – 499 (alto) ≥ 500 (muito alto)

*LDL-c : Low density Lipoprotein
*HDL-c: High Density Lipoprotein

Avaliações Hematológicas
Anemias

Os testes laboratoriais utilizados para o diagnóstico de anemia por deficiência de ferro, incluem as dosagens séricas de: hemoglobina, hematócrito, volume corpuscular médio (VCM), ferro e ferritina. Suspeita-se, também, da presença de anemia quando, no exame físico, for observada palidez cutâneo mucosa.

O VCM é a medida do volume médio de uma única célula vermelha do sangue. Quando os valores estão acima do normal, o resultado sugere que as células vermelhas estão grandes (macrocíticas) e, portanto, classifica-se como anemia megaloblástica (deficiência de vitamina B12 e de ácido fólico); quando estas células encontram-se diminuídas ou microcísticas, em níveis abaixo do normal e associadas ao VCM baixo, indica anemia por deficiência de ferro e talassemia.

O hematócrito e a hemoglobina são utilizados para avaliar anemia. O hematócrito é a medida da porcentagem de células vermelhas (eritrócitos) dentro do volume total de sangue, logo o hematócrito é uma indicação da quantidade de hemoglobina dos eritrócitos.

A hemoglobina é uma medida mais direta da deficiência do ferro do que o hematócrito. Ela é a maior proteína presente nas células vermelhas do sangue.

O ferro sérico não é sensível para identificar os estágios iniciais da depleção desse mineral.

Veja a seguir a interpretação dos valores de hematócrito e hemoglobina:

HEMATÓCRITO

Referência (%)	Homens	Mulheres
Aceitável	> 36	> 31
Moderadamente reduzido	31 – 36	24 – 31
Gravemente reduzido	< 31	< 24

Fonte: Diagnósticos da América, 2011.

HEMOGLOBINA

Referência (%)	Homens	Mulheres
Aceitável	> 12,0	> 10,0
Moderadamente reduzido	12,0 – 10,0	10,0 – 8,0
Gravemente reduzido	< 10,0	< 8,0

Fonte: Diagnósticos da América, 2011.

O tamanho e o conteúdo de hemoglobina das hemácias são utilizados para diferenciar os diversos tipos de anemias, não devendo ser analisados isoladamente e sim em conjunto com a hemoglobina e o hematócrito.

O Volume Corpuscular Médio (VCM) representa o melhor índice para classificar as anemias, com valores de referência para adultos e idosos, segundo o gênero, conforme ilustrado nos quadros 15 e 16 abaixo:

QUADRO 15 – Valores de referência do VCM na fase adulta e idosa (FISCHBACH, 2005)

Gênero (> 19 anos)	VCM (fL)
Masculino	81 – 95
Feminino	82 – 98

QUADRO 16 – Correlação entre VCM e tipos de anemia (FISCHBACH, 2005)

VCM (fL)	Interpretação	Causas
50 – 82	Anemia microcítica	Distúrbio do metabolismo do ferro Distúrbio da síntese da porfirina, heme e globina
82 – 99*	Anemia normocítica normocrômica	Anemia pós hemorrágica Anemia hemolítica Diminuição da produção de eritropoetina (doença renal e hepática, desnutrição e deficiências endócrinas)
100 – 150	Anemia macrocítica	Deficiência de vitamina B_{12} e ácido fólico

*O VCM pode apresentar-se normal, porém o número de células e o conteúdo de hemoglobina, diminuídos.
fL = femotolitro; VCM = Volume Corpuscular Médio

A análise da concentração de ácido úrico pode ser usada para diagnóstico de gota, problemas renais e neoplasias, como também associar-se a hiperlipidemia, obesidade e diabetes. Os valores de referência para analisar o ácido úrico, segundo Fleury Medicina de Diagnóstico, são: para mulheres de 2,4 a 6,0 mg/dL e para homens de 3,4 a 7,0 mg/dL.

Avaliações Hematológicas
Anemias

Os testes laboratoriais utilizados para o diagnóstico de anemia por deficiência de ferro, incluem as dosagens séricas de: hemoglobina, hematócrito, volume corpuscular médio (VCM), ferro e ferritina. Suspeita-se, também, da presença de anemia quando, no exame físico, for observada palidez cutâneo mucosa.

O VCM é a medida do volume médio de uma única célula vermelha do sangue. Quando os valores estão acima do normal, o resultado sugere que as células vermelhas estão grandes (macrocíticas) e, portanto, classifica-se como anemia megaloblástica (deficiência de vitamina B12 e de ácido fólico); quando estas células encontram-se diminuídas ou microcísticas, em níveis abaixo do normal e associadas ao VCM baixo, indica anemia por deficiência de ferro e talassemia.

O hematócrito e a hemoglobina são utilizados para avaliar anemia. O hematócrito é a medida da porcentagem de células vermelhas (eritrócitos) dentro do volume total de sangue, logo o hematócrito é uma indicação da quantidade de hemoglobina dos eritrócitos.

A hemoglobina é uma medida mais direta da deficiência do ferro do que o hematócrito. Ela é a maior proteína presente nas células vermelhas do sangue.

O ferro sérico não é sensível para identificar os estágios iniciais da depleção desse mineral.

Veja a seguir a interpretação dos valores de hematócrito e hemoglobina:

HEMATÓCRITO

Referência (%)	Homens	Mulheres
Aceitável	> 36	> 31
Moderadamente reduzido	31 – 36	24 – 31
Gravemente reduzido	< 31	< 24

Fonte: Diagnósticos da América, 2011.

HEMOGLOBINA

Referência (%)	Homens	Mulheres
Aceitável	> 12,0	> 10,0
Moderadamente reduzido	12,0 – 10,0	10,0 – 8,0
Gravemente reduzido	< 10,0	< 8,0

Fonte: Diagnósticos da América, 2011.

O tamanho e o conteúdo de hemoglobina das hemácias são utilizados para diferenciar os diversos tipos de anemias, não devendo ser analisados isoladamente e sim em conjunto com a hemoglobina e o hematócrito.

O Volume Corpuscular Médio (VCM) representa o melhor índice para classificar as anemias, com valores de referência para adultos e idosos, segundo o gênero, conforme ilustrado nos quadros 15 e 16 abaixo:

QUADRO 15 – Valores de referência do VCM na fase adulta e idosa (FISCHBACH, 2005)

Gênero (> 19 anos)	VCM (fL)
Masculino	81 – 95
Feminino	82 – 98

QUADRO 16 – Correlação entre VCM e tipos de anemia (FISCHBACH, 2005)

VCM (fL)	Interpretação	Causas
50 – 82	Anemia microcítica	Distúrbio do metabolismo do ferro Distúrbio da síntese da porfirina, heme e globina
82 – 99*	Anemia normocítica normocrômica	Anemia pós hemorrágica Anemia hemolítica Diminuição da produção de eritropoetina (doença renal e hepática, desnutrição e deficiências endócrinas)
100 – 150	Anemia macrocítica	Deficiência de vitamina B_{12} e ácido fólico

*O VCM pode apresentar-se normal, porém o número de células e o conteúdo de hemoglobina, diminuídos.
fL = femotolitro; VCM = Volume Corpuscular Médio

A análise da concentração de ácido úrico pode ser usada para diagnóstico de gota, problemas renais e neoplasias, como também associar-se a hiperlipidemia, obesidade e diabetes. Os valores de referência para analisar o ácido úrico, segundo Fleury Medicina de Diagnóstico, são: para mulheres de 2,4 a 6,0 mg/dL e para homens de 3,4 a 7,0 mg/dL.

Inquérito Dietético

A anamnese alimentar é a parte inicial da entrevista, para obter dados que estabeleçam as metas do tratamento. As informações devem ser direcionadas à necessidade do indivíduo, como por exemplo, dados pessoais (nome, gênero, idade, endereço, profissão), antropométricos (peso, estatura, dobras e perímetros corporais), história clínica, queixa e duração, antecedentes de saúde, ganho ou perda ponderal, alergias alimentares, problemas gastrointestinais e dietéticos (inquéritos de consumo alimentar) para compor o atendimento nutricional. Devem ser inquiridas, também, as restrições alimentares, preferências ou aversões, horários e locais que, habitualmente, são realizadas as refeições, alterações na alimentação nos finais de semana, consumo hídrico diário, horas de sono, atividade diária e prática esportiva.

Os fatores que determinarão o melhor método a ser aplicado (para avaliação dos dados dietéticos), dependerão do público a ser atendido e do objetivo da investigação, ou seja, o tipo de informação dietética que se quer obter, pois não existe um método completo.

As metodologias adotadas são classificadas segundo o período de tempo em que as informações são colhidas, sendo divididas em métodos prospectivos, que registram a informação presente e métodos retrospectivos, que obtém a informação do passado imediato ou de longo prazo (FISBERG, et al., 2005).

Destaca-se entre os métodos retrospectivos, o Recordatório de 24 horas (R24h) e Habitual, Questionário de Frequência de Consumo Alimentar (QFCA) e, entre os prospectivos, o Registro Alimentar (RA).

É importante que cada local elabore seu instrumento, viabilizando as informações necessárias de acordo com o objetivo da consulta.

Os instrumentos utilizados para complementar a entrevista e obter os dados de consumo alimentar, descritos anteriormente, possuem particularidades importantes que merecem destaque como:

Recordatório Alimentar de 24 horas (R24h)

O indivíduo responde a um questionário sobre o que ingeriu nas últimas 24 horas. Caso este dia seja atípico (final de semana ou feriado), sugere-se utilizar o Recordatório Alimentar Habitual, que deve relatar tudo o que é consumido habitualmente.

As vantagens são a rapidez na aplicação, o baixo custo, o tempo curto de recordação, que possibilita maior participação do entrevistado e permite estimar a dieta atual do indivíduo, com valores absolutos e relativos da ingestão de energia e nutrientes consumidos e relatados.

As desvantagens são limitação sobre a memória para identificação e quantificação do tamanho das porções, quando este registro baseia-se em apenas um dia e não representa a dieta habitual do indivíduo.

Alguns cuidados devem ser tomados no momento da consulta, a fim de se obter dados fidedignos no R24h. O entrevistador deve:

- Deixar o entrevistado à vontade, porém controlando a condução da entrevista.
- Não induzir respostas.
- Não provocar respostas monossilábicas.
- Não expressar juízo de valor durante o questionamento sobre alimentos/preparações. Exemplo: "só isso?"; "tudo isso?"; "não comeu".

Abaixo segue um exemplo de instrumento utilizado para o R24h ou habitual para facilitar a obtenção dos registros. Exemplo:

Recordatório ( ) 24h   ( ) habitual

Refeição / horário	Local	Alimento ou preparação	Detalhamento (tipo, marca comercial, sabor, ingrediente)	Quantidade consumida em medida caseira
Acorda Desjejum: 9h	Casa	Pão de queijo Suco de uva	Comprado pronto Caixinha, marca X	1 unidade grande 1 unidade

Suplementos:_____ Água: copos/dia_____ Sal de adição ( ) Sim ( ) Não

Deve-se dar especial atenção quanto ao preenchimento deste impresso, como:
- Não esquecer, nos horários, de discriminar todo tipo de consumo de alimentos/preparações e bebidas (café, balas, chicletes, guloseimas, etc.).
- Não questionar o consumo apenas pelo tipo de refeição, pois o indivíduo pode lembrar apenas das grandes refeições e esquecer o consumo nos intervalos.
- Os lanches ou refeições semiprontas podem ser omitidas, e o entrevistador deverá ter habilidade de questionar.
- Muitas vezes, torna-se difícil estimar o tamanho das porções, sendo necessários instrumentos, como modelos ou registro fotográfico de ali-

mentos e, também, utensílios para auxiliar na estimativa da quantidade de alimentos ingerida.

Questionário de Frequência de Consumo Alimentar (QFCA)

Permite obter informações adicionais sobre o consumo de alimentos em particular ou grupo de alimentos que o indivíduo ingere diária, semanal ou mensalmente. Essa informação auxilia a verificação da veracidade das respostas do R24h e o hábito alimentar.

Vantagens: estima a ingestão habitual do indivíduo; é um método rápido e simples de ser aplicado e não altera o padrão de consumo, além de minimizar a variação intrapessoal ao longo dos dias.

Desvantagens: por depender da memória do entrevistado, pode haver limitações em pessoas sem estudo e idosos; geralmente, apresenta dificuldade para o entrevistador conforme o número, a complexidade da lista de alimentos e a determinação do tamanho da porção ser pouco exata.

No QFCA, para a maior parte dos alimentos, o tamanho da porção varia menos que a frequência de consumo, assim sugere-se algumas opções:

- Usar apenas a frequência de consumo.
- Especificar o tamanho da porção na pergunta (Quantas vezes toma 1 copo de leite?).
- Acrescentar um item para cada questão especificando o tamanho da porção. Exemplo: "Padrão" (pequena, média, grande).
- Exemplo: Questionário de frequência alimentar Semiquantitativo

Alimento	Frequência de consumo					
	Nunca	<1/mês	1-3/mês	1/semana	2-4/semana	1/dia
Leite (1 xícara de chá)						
Pão francês (1 unidade)						
Banana (1 unidade)						

Fonte: FISBERG, *et al.*, 2005.

Registro Alimentar (RA)

Também conhecido como diário alimentar, espera-se que o indivíduo ou a pessoa responsável anote, em formulários especialmente estruturados, todos os alimentos/preparações e as bebidas consumidos ao longo de um ou mais dias, devendo anotar, também, os alimentos consumidos fora do lar. Esse método pode ser aplicado durante 3,5 ou 7 dias e deve ser aplicado em dias alternados, de preferência abrangendo um dia do fim de semana (WILLET, 1998).

Para aplicar esse instrumento é necessário que: o indivíduo esteja motivado e interessado em participar do processo, registrando de modo detalhado o nome dos alimentos/preparações/bebidas, discriminando os ingredientes das preparações, a marca do alimento e a forma de preparação. Devem ser anotados, também, detalhes como tamanho da porção em medidas caseiras, adição de sal, açúcar, óleo e molhos, bebidas com ou sem açúcar ou com adoçante.

O modelo do RA pode ser o mesmo utilizado no recordatório de 24 horas, com especial atenção nas orientações fornecidas ao indivíduo sobre o correto preenchimento desse impresso.

Capítulo 3

Determinação das Recomendações Nutricionais

Recomendações de Energia

O corpo humano obtém energia a partir dos nutrientes energéticos: carboidratos, lipídeos e proteínas presentes nos alimentos. A energia contida nos alimentos, bem como as recomendações energéticas dos indivíduos, é expressa em termos de quilocalorias termoquímicas, referida habitualmente apenas como "quilocaloria" (Kcal), ou mesmo calorias. A caloria termoquímica foi definida, originalmente, como a quantidade de calor requerida para elevar a temperatura de 1 g de água, de 14,5C a 15,5C, mas é também definida em termos de joule: 1 kcal = 4,184 kJ (OMS, 2003).

Componentes do Gasto Energético de 24 Horas
Metabolismo Basal (MB)
É o maior componente do gasto de energia diário médio de uma pessoa. Consiste na soma dos gastos calóricos com todas as atividades involuntárias, que são necessárias para manter a vida, incluindo circulação, respiração, manutenção da temperatura, secreção de hormônios, atividade nervosa e síntese de tecido novo, mas descartando as atividades de digestão e aquelas voluntárias. Esse gasto de energia é denominado de Gasto Energético Basal (GEB) (GUIMARÃES, GALISA, 2008; GALISA, ESPERANÇA, SÁ, 2008).

A massa corporal magra tem sido apontada como o principal determinante do GEB e explica grande parte das diferenças observadas no dispêndio energético, entre mulheres e homens. A relação inversa entre GEB e idade parece resultar, sobretudo, na redução da massa corporal magra. Desse modo, a massa corporal magra, a idade e o gênero podem ser responsáveis por 83% das variações do GEB observados entre os indivíduos (GALISA, ESPERANÇA, SÁ, 2008).

Atividade Física ou Voluntária

É o segundo maior componente do gasto energético. É definido como o aumento do gasto energético resultante da atividade física e constitui o componente mais variável do gasto energético, consequentemente, o mais sujeito a alterações. Correspondem às atividades intencionais (andar, sentar, correr e outras), realizadas pelos músculos voluntários.

Podem-se classificar, da seguinte maneira, as diversas formas de atividade física (GALISA, ESPERANÇA, SÁ, 2008):

- *Sedentária*: é aquela que se desenvolve dentro de casa, em clima temperado e sem pertencer a ofício ou profissão determinada. As calorias devem cobrir as exigências do requerimento energético, necessário para viver fora da posição de acamado: comer, vestir-se, conversar, mover-se, dormindo não menos que 8 horas;
- *Atividade leve*: desenvolvida em ambiente fechado, geralmente, com o indivíduo sentado, a saber: intelectuais, escriturários, costureiros, desenhistas, digitadores, motoristas, estudantes.
- *Atividade moderada*: desenvolvida em lugar abrigado, mas em pé, tais como: médicos, vendedores, professores, porteiros, balconista. Além destes, também são incluídas, neste grupo, as donas de casa, que realizam todas as tarefas domésticas.
- *Atividade intensa*: é desenvolvida ao ar livre, com intenso gasto energético, tais como: lixeiros, jardineiros, ambulantes, carpinteiros, pedreiros.

QUADRO 17 – Componentes do gasto energético

Componentes	Definição breve	Gasto energético diário (%)
GEB	Energia despendida durante os processos corporais vitais	60 a 75
Atividade física	Energia gasta durante a atividade física	15 a 30

Fonte: Adaptado de GALISA, ESPERANÇA, SÁ, 2008.

Cálculo das Recomendações Energéticas

Denomina-se Gasto Energético Total (GET), a quantidade de energia necessária para cobrir as perdas do organismo nas 24 horas do dia.

1. Primeiramente, é necessário levantar dados a respeito do indivíduo para sua caracterização: idade, gênero, peso, estatura e atividade física.

2. Avaliar o estado nutricional do indivíduo (ver Capítulo 2 – Antropometria), e determinar o peso a ser utilizado nos cálculos das recomendações.
3. Baseado nestes informes, determinar o gasto energético total-GET.

Existem diversas fórmulas, sendo aqui apresentada uma delas:

TABELA 1 – Equações para estimativa do gasto energético total (GET).

19 ou mais anos	Masculino	662 – (9,53 x I) + CAF x [(15,91 x P) + (539,6 x E)]
	Feminino	354 – (6,91 x I) + CAF x [(9,36 x P) + (726 x E)]

Onde: I = Idade em anos, P = peso em kg, E = estatura em m e CAF = coeficiente de atividade física
Fonte: IOM (2002).

4. Para determinar o gasto energético considere a atividade física com a utilização do Coeficiente de Atividade Física (CAF), segundo IOM, 2002 (Tabela 2).

TABELA 2 – Valores de coeficiente de atividade física.

Idade	Gênero	Classificação dos níveis de atividade física			
		Sedentária	Baixa	Ativa	Muito ativa
3 a 18 anos	Masculino	1,00	1,13	1,26	1,42
	Feminino	1,00	1,16	1,31	1,56
19 ou mais anos	Masculino	1,00	1,11	1,25	1,48
	Feminino	1,00	1,12	1,27	1,45

Fonte: IOM (2002).

5. Finalmente é possível calcular o GET. Para obtê-lo, deve-se multiplicar os valores referentes à fórmula pelo fator atividade que mais se adapte ao perfil do indivíduo.
6. Quando a pessoa estiver acima do peso saudável e necessitar perder peso, deve-se elaborar um plano alimentar com redução de calorias. Existem diversos métodos e a seguir demonstra-se as fórmulas propostas pelo IOM, 2002:

Fórmulas para cálculo do GET para pacientes com excesso de peso, segundo a IOM

Homens ≥ 19 anos com excesso de peso

$$EER = 1086 - (10,1 \times idade) + CAF \times [(13,7 \times peso\ em\ kg) + (416 \times estatura\ em\ metros)]$$

CAF:
  1,0 sedentário
  1,12 pouco ativo
  1,29 ativo
  1,59 muito ativo

Mulheres ≥ 19 anos com excesso de peso

$$EER = 448 - (7,95 \times idade) + CAF \times [(11,4 \times peso\ em\ kg) + (619 \times estatura\ em\ metros)]$$

CAF:
  1,0 sedentário
  1,16 pouco ativo
  1,27 ativo
  1,44 muito ativo

Distribuição dos Macronutrientes na Composição do GET

Após haver determinado o GET estabelece-se a proporção de prótides, lípides e carboidratos que irão compor o plano alimentar. A fixação destas proporções varia muito de um para outro autor. Sugere-se a recomendações da DRI, 2002:

  Prótides: 10 a 35% do GET
  Lípides: 20 a 35% do GET
  Carboidratos: 45 a 65% do GET

Em relação às proteínas a DRI, 2002 também recomenda 0,8g/kg de peso/dia, o que aqui sugerimos que seja utilizado nos cálculos de recomendações.

Exemplo de Cálculo dos Nutrientes Energéticos em um Plano Alimentar de 2000 kcal para um Indivíduo de 65 kg

Proteína – 0,8g x 65 kg = 52 g, o que equivale a 208 kcal ou 10,4% do GET.

Lípides – 30% do GET (valor escolhido dentro dos limites da recomendação), o que equivale a 600 kcal ou 66,7g.

Glícides – 59,6% do GET [100% – 10,4% (proteínas) – 30% (lípides)], o que equivale a 1192 kcal ou 298 g.

Observação: Todos os resultados são expressos com uma casa após a vírgula, porém realizando-se a aproximação clássica (valores ≥ 5 somar uma unidade, valores ≤4 desprezar as demais casas decimais).

Distribuição do GET nas Refeições

O GET é distribuído nas refeições de maneira a cobrir as necessidades energéticas do dia. Devem-se realizar, no mínimo, quatro refeições diárias: desjejum, almoço, lanche e jantar. Um dos grandes erros da alimentação dos brasileiros reside na pobreza ou ausência da refeição matinal e consequente almoço volumoso que irá prejudicar sua produção no trabalho ou no estudo.

Segue abaixo a distribuição sugerida por Assis, 1997:

Refeição	Porcentagem do GET
Desjejum	20 a 25%
Colação ou lanche	5%
Almoço	35 a 40%
Lanche	10 a 15%
Jantar	15 a 25%
Lanche noturno	5%

Análise dos Micronutrientes

Em relação aos micronutrientes sugere-se a análise pelas DRIs (Dietary Reference Intakes) que podem ser acessadas na íntegra no site http://www.nap.edu. Em relação aos critérios de análise pode-se utilizar o método prático: consumo de valores superiores a RDA (Recommended Dietary Allowance) ou AI (Adequate Intake) são considerados possivelmente adequados, portanto valores inferiores são considerados possivelmente inadequados. Valores superiores a UL (Tolerable Upper Intake Level) são considerados possivelmente nocivos.

Capítulo 4

Plano Alimentar

Plano alimentar
É a quantidade e a qualidade de alimentos que o indivíduo deve receber nas 24h do dia, a fim de manter equilibrado o seu organismo, dentro de um ótimo de saúde indispensável à vida.

O plano alimentar deverá ser planejado e/ou avaliado segundo as análises: qualitativa, semiquantitativa e quantitativa.

Análise Qualitativa
Os alimentos são classificados em construtores, reguladores ou energéticos, segundo os nutrientes que predominam em sua composição (GUIMARÃES, GALISA, 2008):

Alimentos Construtores, ou Plásticos: carnes, miúdos ou vísceras, ovos, leguminosas secas, leite e queijos. Predominam os nutrientes:

- *Proteínas* – essenciais à formação de todos os tecidos.
- *Minerais* – principais constituintes de ossos e dentes, mas praticamente encontráveis em todas as células.
- *Água* – constituinte de todos os tecidos.

Alimentos Reguladores: hortaliças e frutas. Predominam os nutrientes: água, minerais, fibras, vitaminas e proteínas que regulam os processos orgânicos e as condições internas.

Alimentos Energéticos: cereais e subprodutos, feculentos, cana-de-açúcar e derivados, mel e gorduras. Predominam os nutrientes:

- *Carboidratos* – mais eficaz fonte de energia para o organismo.
- *Lipídios* – mais concentrada fonte de energia.
- *Proteínas* – fornecem energia, mas sua principal função é construir e reparar tecidos orgânicos.

No critério qualitativo também devem ser observadas as três regras básicas na elaboração de um plano alimentar (GALISA, ESPERANÇA, SÁ, 2008):

- *Variedade:* Não existe um alimento completo. Cada alimento contém predomínio de determinados nutrientes. Exemplo: o leite é fonte de cálcio e proteínas, porém, pobre em ferro. Por isso, deve-se inserir no plano alimentar uma grande variedade de alimentos. Dessa maneira, o indivíduo terá mais chances de obter todos os nutrientes necessários para uma vida saudável.
- *Moderação*: Todos os alimentos podem fazer parte do plano alimentar, porém alguns devem ser consumidos com moderação. Se uma refeição, por exemplo, for composta por lanche de hambúrguer com batatas fritas, na próxima, devem-se restringir alimentos ricos em gorduras e adequar o consumo de alimentos fontes de fibras e vitaminas. Se essas compensações não forem observadas com muita cautela, pode ocorrer um consumo excessivo de gorduras e açúcares, em detrimento dos demais nutrientes. Desta forma, o equilíbrio do plano alimentar ficará comprometido, causando danos à saúde.
- *Proporcionalidade*: Na elaboração do plano alimentar deve-se observar, em cada refeição, a proporção dos alimentos segundo os grupos a que pertencem. Dar preferência aos alimentos pouco processados, integrais e com pouca adição de sal e açúcar, pois, geralmente têm maior valor nutricional e menor quantidade de aditivos químicos.

Análise Semiquantitativa

Esta análise se baseia em guias alimentares, que determinam o número de porções de alimentos de todos os grupos que devem ser consumidos pelos indivíduos. Os grupos são propostos em função da classificação dos alimentos segundo seu valor nutricional. Partindo dessa classificação, listas de equivalência nutricional são construídas a partir do porcionamento dos alimentos em medidas caseiras e porções em gramas, de tal forma a apresentar aproximadamente o mesmo valor calórico, o que permite a substituição entre os alimentos do mesmo grupo.

O *Guia Alimentar para a População Brasileira* (BRASIL, 2008) foi lançado pelo Ministério da Saúde, Secretaria de Atenção à Saúde – Coordenação-Geral da Política de Alimentação e Nutrição, contendo sete diretrizes alimentares e mais duas especiais para a nossa população. Suas diretrizes objetivam a promoção da saúde através da prevenção das doenças crônicas não-transmissíveis, da má nutrição em suas diferentes formas de manifestação e das doenças infecciosas. Recomenda-se a leitura do documento na íntegra que pode ser acessado na Biblioteca Virtual do Ministério da Saúde: http://www.saude.gov.br/bvs.

QUADRO 18 – Recomendações das porções em função dos grupos alimentares, segundo o Guia Alimentar para a População Brasileira.

Grupos de Alimentos	Ministério da Saúde (2008) 2.000 Kcal
Cereais, pães, tubérculos e raízes	6
Hortaliças (verduras e legumes)	3
Frutas	3
Leite e produtos lácteos	3
Carnes e ovos	1
Leguminosas secas	1
Óleos e gorduras	1
Açúcares e doces	1
Água	2 l
Sal	5g

Fontes: BRASIL, 2008.

Porções de Alimentos (em Gramas) e Medidas Usuais de Consumo Correspondentes(*)

Arroz, Pães, Massas, Batata e Mandioca
1 porção = 150kcal

Alimentos	Peso (g)	Medidas usuais de consumo
amido de milho	40,0	2 ½ colheres de sopa
angu	105,0	3 colheres de sopa
arroz branco cozido	125,0	4 colheres de sopa
arroz integral cozido	198,0	6 colheres de sopa
batata cozida	202,5	1 ½ unidade
batata inglesa corada picada	90,0	3 colheres de sopa
batata-doce cozida	150,0	1 ½ colheres de servir

Alimentos	Peso (g)	Medidas usuais de consumo
batata frita (palito)	110,0	2 ½ colheres de servir
batata sauteé	125,0	2 ½ colheres de servir
biscoito tipo "cookies" com gotas de chocolate/ coco	30,0	6 unidades
biscoito tipo "cream cracker"	32,5	5 unidades
biscoito de leite	30,0	6 unidades
biscoito tipo "maisena"	35,0	7 unidades
biscoito tipo "maria"	35,0	7 unidades
biscoito recheado chocolate/doce de leite/ morango	34,0	2 unidades
biscoito tipo "waffer" chocolate/morango/baunilha	30,0	4 unidades
bolo de banana[1]	50,0	1 fatia pequena
bolo de cenoura[1]	30,0	1 fatia pequena
bolo de chocolate	35,0	1 fatia
bolo de milho[1]	50,0	1 fatia
cará cozido/ amassado	126,0	3 ½ colher de sopa
cereal matinal	43,0	1 xícara de chá
farinha de aveia	37,5	2 ½ colheres de sopa
farinha de mandioca	40,0	2 ½ colheres de sopa
farinha de milho	42,0	3 ½ colheres de sopa
farofa de farinha de mandioca	37,0	½ colher de servir
inhame cozido/ amassado	126,0	3 ½ colheres de sopa
macarrão cozido	105,0	3 ½ colheres de sopa
mandioca cozida	128,0	4 colheres de sopa
milho verde em espiga[1]	100,0	1 espiga grande
milho verde em conserva (enlatado)	142,0	7 colheres de sopa
pamonha[1]	100,0	1 unidade
pãozinho caseiro	55,0	½ unidade
pão de batata[1]	50,0	1 unidade média
pão de centeio	60,0	2 fatias
pão de forma tradicional	43,0	2 fatias
pão de milho[1]	70,0	1 unidade média

Alimentos	Peso (g)	Medidas usuais de consumo
pão de queijo	58,0	1 unidade
pão francês	50,0	1 unidade
pão *hot dog*	50,0	1 unidade
pipoca com sal	31,5	3 xícaras de chá
polenta frita	121,0	3 fatias
polenta sem molho	190,0	2 fatias
purê de batata	130,0	2 colheres de servir
purê de inhame[1]	135,0	3 colheres de servir
torrada salgada tipo	40,0	4 unidades
torrada fibras	40,0	4 unidades
torrada glúten	40,0	4 unidades
torrada (pão francês)	33,0	6 fatias

Verduras e Legumes
1 porção = 15kcal

Alimentos	Peso (g)	Medidas usuais de consumo
abóbora cozida (menina, japonesa, moranga)	70,0	2 colheres de sopa
abobrinha cozida	81,0	3 colheres de sopa
acelga cozida	85,0	2 1/2 colheres de sopa
acelga crua (picada)	90,0	9 colheres de sopa
agrião	132,0	22 ramos
aipo cru	80,0	2 unidades
alcachofra cozida	35,0	1/4 unidade
alface	120,0	15 folhas
almeirão	60,0	5 folhas
aspargo em conserva	80,0	8 unidades
berinjela cozida	60,0	2 colheres de sopa
bertalha refogada[1]	25,0	1 colher de sopa
beterraba cozida	43,0	3 fatias
beterraba crua ralada	42,0	2 colheres de sopa
brócolis cozido	60,0	4 1/2 colheres de sopa
broto de alfafa cru	50,0	1 1/2 xícara de chá

Alimentos	Peso (g)	Medidas usuais de consumo
broto de feijão cozido	81,0	1 1/2 colher de servir
cenoura cozida (fatias)	35,0	7 fatias
cenoura cozida (picada)	34,0	1 1/2 colher de sopa
cenoura crua (picada)	38,0	1 colher de servir
chuchu cozido	57,0	2 1/2 colheres de sopa
couve-flor cozida	69,0	3 ramos
couve-manteiga cozida	42,0	1 colher de servir
ervilha em conserva	13,0	1 colher de sopa
ervilha fresca	19,5	1 1/2 colher de sopa
ervilha torta (vagem)	11,0	2 unidades
escarola	84,0	15 folhas
espinafre cozido	67,0	2 1/2 colheres de sopa
jiló cozido	37,5	1 1/2 colher de sopa
maxixe cozido[1]	120,0	3 colheres de sopa
mostarda	60,0	6 folhas
palmito em conserva	100,0	2 unidades
pepino japonês	130,0	1 unidade
pepino picado	116,0	4 colheres de sopa
picles em conserva	108,0	5 colheres de sopa
pimentão cru fatiado (vermelho/verde)	56,0	8 fatias
pimentão cru picado (vermelho/verde)	60,0	2 1/2 colheres de sopa
quiabo cozido	52,0	2 colheres de sopa
rabanete	90,0	3 unidades
repolho branco cru (picado)	72,0	6 colheres de sopa
repolho cozido	75,0	5 colheres de sopa
repolho roxo cru (picado)	60,0	5 colheres de sopa
rúcula	90,0	15 ramos
salsão cru	95,0	5 colheres de sopa
tomate caqui	75,0	2 1/2 fatias
tomate cereja	70,0	7 unidades
tomate comum	80,0	4 fatias
vagem cozida	44,0	2 colheres de sopa

Frutas
1 porção = 70kcal

Alimentos	Peso (g)	Medidas usuais de consumo
abacate (amassado)	45,0	1 1/2 colher de sopa
abacaxi	130,0	1 fatia
acerola	224,0	32 unidades
ameixa-preta	30,0	3 unidades
ameixa-vermelha	140,0	4 unidades
banana	86,0	1 unidade
caju fresco	147,0	2 1/2 unidades
caqui	113,0	1 unidade
carambola	220,0	2 unidades
cereja fresca	96,0	24 unidades
damasco seco	30,0	4 unidades
fruta-do-conde	75,0	1/2 unidade
goiaba	95,0	1/2 unidade
jabuticaba	140,0	20 unidades
jaca	132,0	4 bagos
kiwi	154,0	2 unidades
laranja-bahía/seleta	144,0	8 gomos
laranja-pêra/lima	137,0	1 unidade
limão	252,0	4 unidades
maçã	130,0	1 unidade
mamão-formosa	160,0	1 fatia
mamão-papaia	141,5	1/2 unidade
manga *bordon*	110,0	1 unidade
manga *haden*	110,0	5 fatias
manga polpa batida	94,5	1/2 xícara de chá
maracujá (suco puro)	94,0	1/2 xícara de chá
melancia	296,0	2 fatias
melão	230,0	2 fatias
morango	240,0	10 unidades
nectarina	184,0	2 unidades
pera	133,0	1 unidade

Alimentos	Peso (g)	Medidas usuais de consumo
pêssego	226,0	2 unidades
salada de frutas (banana, maçã, laranja, mamão)	125,0	1/2 xícara de chá
suco de abacaxi	125,0	1/2 copo de requeijão
suco de laranja (puro)	187,0	3/4 copo requeijão
suco de melão	170,0	3/4 copo de requeijão
suco de tangerina	164,0	3/4 copo requeijão
tangerina/mexerica	148,0	1 unidade
uva comum	99,2	22 uvas
uva-itália	99,2	8 uvas
uva-rubi	103,0	8 uvas

Copo de requeijão = 250 mL

Feijões
1 porção = 55kcal

Alimentos	Peso (g)	Medidas usuais de consumo
ervilha seca cozida	72,5	2 1/2 colheres de sopa
feijão branco cozido	48,0	1 1/2 colher de sopa
feijão cozido (50% de caldo)	86,0	1 concha
feijão cozido (somente grãos)	50,0	2 colheres de sopa
feijão preto cozido[1]	80,0	1 concha média rasa
grão-de-bico cozido	36,0	1 1/2 colher de sopa
lentilha cozida	48,0	2 colheres de sopa
soja cozida (somente grãos)	43,0	1 1/2 colher de servir arroz

Carnes e Ovos
1 porção = 190kcal

Alimentos	Peso (g)	Medidas usuais de consumo
atum em lata	112,5	2 1/2 colheres de sopa
bacalhoada	75,0	1/2 porção
bacalhau cozido[1]	135,0	1 pedaço médio
bife de fígado frito	100,0	1 unidade média[1]

Alimentos	Peso (g)	Medidas usuais de consumo
bife enrolado	110,0	1 unidade
bife grelhado	64,0	1 unidade
camarão frito	104,0	13 unidades
carne assada (patinho)	75,0	1 fatia pequena
carne cozida[1]	80,0	4 pedaços pequenos
carne cozida de peru tipo "*blanquet*"	150,0	10 fatias
carne moída refogada	63,0	3 1/2 colheres de sopa
carne seca[1]	40,0	2 pedaços pequenos
carré[1]	90,0	1 unidade média
costela bovina assada[1]	40,0	1 pedaço pequeno
espetinho de carne	92,0	2 unidades
frango assado inteiro	100,0	1 pedaço de peito ou 1 coxa grande ou 1 sobrecoxa
frango filé *à milanesa*	80,0	1 unidade
frango filé grelhado	100,0	1 unidade
frango sobrecoxa cozida sem pele com molho	100,0	1 sobrecoxa grande
hambúrguer grelhado	90,0	1 unidade
linguiça de porco cozida	50,0	1 gomo
manjuba frita	106,0	10 unidades
merluza cozida	200,0	2 filés
mortadela	62,0	2 fatias médias
omelete simples	110,0	1 1/2 unidade
ovo cozido[1]	90,0	2 unidades
ovo frito	50,0	2 unidade
peixe espada cozido	100,0	1 filé
peru assado sem pele	96,0	2 fatias grandes[1]
porco lombo assado	93,5	1/2 fatia
salame	75,0	11 fatias
salsicha	60,0	1 1/2 unidade
sardinha escabeche	50,0	1 unidade
sardinha em conserva[1]	41,5	1 unidade média

Leites, Queijos, Iogurtes
1 porção = 120kcal

Alimentos	Peso (g)	Medidas usuais de consumo
coalhada	77,5	2 1/2 colheres de sopa
iogurte desnatado de frutas	300,0	1 1/2 copo de requeijão
iogurte desnatado natural	330,0	1 1/2 copo de requeijão
iogurte integral natural	165,0	1 copo de requeijão
iogurte integral de frutas	120,0	1/2 copo de requeijão
leite de cabra integral[1]	182,0	1 copo de requeijão
leite em pó integral	26,0	2 colheres de sopa
leite em pó desnatado	34,5	3 colheres de sopa
leite integral longa vida 3,5% gordura-padrão	182,0	1 xícara de chá
leite semidesnatado longa vida 2% gordura-padrão	270,0	1 copo requeijão
leite tipo B 3,5% gordura – padrão	182,0	1 xícara de chá
leite tipo C 3,0% gordura – padrão	182,0	1 xícara de chá
queijo tipo minas frescal[1]	40,0	1 fatia grande
queijo tipo minas	50,0	1 1/2 fatia
queijo tipo mussarela	45,0	3 fatias
Queijo tipo parmesão ralado	30,0	3 colheres de sopa
queijo pasteurizado	40,0	2 unidade
queijo prato	30,0	1 1/2 fatias
queijo provolone	35,0	1 fatia
requeijão cremoso	45,0	1 1/2 colher de sopa
ricota	100,0	2 fatias
vitamina de leite com frutas	171,0	1 copo de requeijão

Óleos e Gorduras
1 porção = 73kcal

Alimentos	Peso (g)	Medidas usuais de consumo
azeite de dendê	9,2	3/4 colher de sopa
azeite de oliva	7,6	1 colher de sopa
bacon (gordura)	7,5	1/2 fatia

Alimentos	Peso (g)	Medidas usuais de consumo
banha de porco	7,0	1/2 colher de sopa
creme vegetal	10,0	1/2 colher de sopa
halvarina	19,7	1 colher de sopa
manteiga	9,8	1/2 colher de sopa
margarina culinária	10,0	1/10 colher de sopa
margarina líquida	8,9	1 colheres de sopa
margarina vegetal	9,8	1/2 colher de sopa
óleo vegetal composto de soja e oliva	10,0	1 colher de sopa
óleo vegetal de canola	8,0	1 colher de sopa
óleo vegetal de girassol	8,0	1 colher de sopa
óleo vegetal de milho	8,0	1 colher de sopa
óleo vegetal de soja	8,0	1 colher de sopa

Açúcares e Doces
1 porção = 110kcal

Alimentos	Peso (g)	Medidas usuais de consumo
açúcar cristal	28,0	1 colher de sopa
açúcar mascavo fino	25,0	1 colher de sopa
açúcar mascavo grosso	27,0	1 1/2 colher de sopa
açúcar refinado	28,0	1 colher de sopa
bananada[1]	40,0	1 unidade média
doce de leite cremoso[1]	40,0	1 colher de sopa
doce de mamão verde[1]	80,0	2 colheres de sopa
geléia de frutas[1]	34,0	1 colher de sopa
goiabada em pasta	45,0	1/2 fatia
melado[1]	32,0	2 colheres de sopa
mel	37,5	2 1/2 colheres de sopa

(*) A tabela é de autoria da Dra. Sonia Tucunduva Philippi – Departamento de Nutrição/FSP/USP. Os cálculos do valor calórico dos alimentos foram realizados com base na "Tabela de Composição de Alimentos: suporte para a decisão nutricional" (PHILIPPI, 2001).
(1) FONTE: "Tabela para Avaliação de Consumo Alimentar em Medidas Caseiras" (PINHEIRO et al., 2005). Esta tabela foi utilizada pela Coordenação Geral da Política Nacional de Alimentação e Nutrição (CGPAN) para incorporação de alimentos ou preparações não disponíveis napublicação de PHILIPPI (2001) ou para estabelecimento de porções dosalimentos ou refeições não constantes nas tabelas elaboradas por PHILIPPI, ST et al. Virtual Nutri (software)versão 1.0for Windows.
Departamento de Nutrição/Faculdade de Saúde Pública/USP. São Paulo; 1996.

Análise Quantitativa

Para a elaboração de um plano alimentar equilibrado, deve-se (ver *Cálculos* no Capítulo 3 – Determinação das Recomendações Nutricionais):

1. Atender às necessidades energéticas do indivíduo.
2. Fornecer os nutrientes de acordo com as quantidades recomendadas pelos comitês de especialistas.
3. Distribuir de forma equilibrada os nutrientes energéticos, tais como carboidratos, proteínas e gorduras.
4. Incluir os ácidos graxos essenciais (linoléico e linolênico) nas quantidades ideais.
5. Equilibrar as quantidades de gordura saturada e insaturada.
6. Incluir os aminoácidos essenciais.
7. Moderar o uso de açúcar simples (monossacarídeos e dissacarídeos).
8. Incluir fibras solúveis e insolúveis.
9. Controlar o uso do sal e alimentos que contenham sódio.
10. Respeitar o hábito alimentar e as condições socioeconômicas e culturais do indivíduo.

Capítulo 5

Condutas Alimentares para Adultos e Idosos

Adultos ou Idosos Saudáveis

São considerados adultos e idosos saudáveis aqueles sem alterações na avaliação antropométrica, em exames clínicos e bioquímicos.

Orientação alimentar para adultos e idosos saudáveis

- Distribuir os alimentos em seis a sete refeições ao longo do dia facilita o trabalho de todo o organismo, evitando picos de glicemia e sensação de fome, entre outros benefícios. Deve-se consumir nos intervalos, por exemplo, cenoura baby, mix de castanhas ou de frutas secas (no máximo, 1 copinho de café), fruta pequena, barrinha de cereal, etc.
- Variar sempre, o máximo possível, os alimentos da dieta.
- Ingerir bastante líquido durante o dia (não esperar ter sede), tais como: água, chás de hortelã, erva cidreira, camomila, erva-doce. Habituar a ingerir um copo de líquido após a micção.
- Dar preferência às preparações cozidas, refogadas, assadas ou grelhadas.
- Diminuir, ao máximo, a quantidade de gordura utilizada durante o preparo dos alimentos. Usar moderadamente, quando necessário, gorduras monoinsaturadas ou poli-insaturadas: óleo de oliva (sem aquecer), canola ou soja.
- Utilizar, de preferência, queijos *light* (ricota, *cottage*, queijo branco fresco, requeijão *light*), sem aquecer; bem como leite e iogurtes desnatados ou semidesnatados.
- Consumir, de preferência, carnes magras sem gordura aparente, tanto bovina (patinho, coxão mole, coxão duro, músculo, filé mignon), quan-

to peixes sem pele (pescada, linguado, robalo, merluza, salmão) e aves sem pele. Procurar retirar toda e qualquer gordura aparente.
- Consumir, de preferência, cereais integrais, tais como, arroz e macarrão integral, pão, torrada e biscoitos integrais (de aveia, trigo, cereais misturados, etc.), cereais matinais, farelo de trigo, farelo de aveia, etc.
- Incluir, diariamente, várias porções (4 a 5) de hortaliças, cruas ou cozidas, na forma de saladas (moderadamente temperadas com gordura, especialmente azeite), sopas ou refogadas.
- Incluir diariamente 2 a 3 porções (pequenas) de frutas, sendo que pelo menos uma dessas porções deverá ser fonte de vitamina C: abacaxi, acerola, goiaba, laranja, manga, mamão, mexerica, morango.
- Diminuir a quantidade de sal no preparo dos alimentos e procurar não utilizar saleiro à mesa. Procurar experimentar os alimentos antes de salgá-los, pois muitas vezes o sabor agradável de um alimento dispensa a necessidade de adicionar sal.
- Substituir os temperos prontos pelos naturais como: limão, salsinha, orégano, manjericão, outros.
- Diminuir o consumo de açúcar refinado, açúcar mascavo, mel, bem como de bebidas e preparações doces.

Alimentos que devem ser evitados

- Gorduras de origem animal (manteiga, gordura visível das carnes, banha, toucinho, bacon, creme de leite).
- Queijos gordurosos (prato, parmesão, provolone, gorgonzola, muçarela, brie, estepe, gouda, etc.).
- Leite e iogurte integrais.
- Embutidos (mortadela, presunto, copa, salame, salsicha, linguiça, paio, etc.).
- Carnes gordas (picanha, maminha, costela, cupim, fraldinha e outras).
- Miúdos e vísceras (fígado, coração, rim e moela).
- Gordura de coco, azeite de dendê, margarinas, biscoitos recheados, sorvetes cremosos e gordura hidrogenada.
- Frituras (croquete, pastel, coxinha, preparações *à milanesa*), bem como preparações gordurosas: tortas, empada, hambúrguer, pizza, etc.
- Temperos gordurosos à mesa: maionese, manteiga, margarina, creme de leite-*chantilly*, parmesão. Utilizar ervas e condimentos para temperar os alimentos em vez de gordura, tais como, orégano, mostarda, limão, cheiro-verde, etc.

- Produtos industrializados, ricos em gordura e sódio, como: salgadinhos de pacote, *croissant* e outros.
- Bebida alcoólica e refrigerantes.

Atividades que devem ser praticadas
Importante: É conveniente que a atividade física seja supervisionada por um profissional, para a realização correta dos exercícios e na intensidade adequada.

Adultos ou Idosos com Doenças Crônicas Não Transmissíveis (DCNT)
Atualmente, os desvios nutricionais causados pelos excessos alimentares (e também por alterações no estilo de vida das pessoas) têm levado grande parte da população mundial a apresentar quadros de doenças crônicas não transmissíveis, como as doenças cardiovasculares, o diabetes, os diferentes tipos de câncer e outras. Essas doenças têm fatores de risco comuns, como o sobrepeso (pré-obesidade e obesidade), a hipertensão, as dislipidemias (hipercolesterolemia e hipertrigliceridemia), a síndrome metabólica, que geralmente também tem em comum uma alimentação desequilibrada (consumo excessivo de sódio, açúcar, bebidas alcoólicas, gorduras saturadas e trans, concomitante à baixa ingestão de fibras, vitaminas e minerais), além do sedentarismo e do tabagismo. Evidentemente, a prevenção deve ser iniciada nos primeiros anos de vida, já que a ação desses fatores começa nas primeiras idades e só tendem a piorar com o passar dos anos, levando a incapacidades e à mortalidade, mas é na vida adulta que os problemas surgem e tornam-se mais críticos, merecendo especial atenção os tratamentos para a redução desses fatores de risco.

Sobrepeso
O sobrepeso, tanto na sua forma mais amena manifestada como pré-obesidade (pessoas com IMC entre 25 |– 30 kg/m^2) quanto nas classes de obesidade I, II e III (IMC ≥ 30 kg/m^2), tem-se destacado como de maior prevalência, constituindo-se como pandemia, pois atinge todos os grupos populacionais, independentemente de gênero, classe social ou etnia. No Brasil, segundo dados da POF 2009, o excesso de peso atingiu cerca de metade dos homens e das mulheres, sendo que desses, um quarto dos homens e um terço das mulheres apresentaram-se obesos.

Adultos ou Idosos com Sobrepeso
Os adultos e os idosos com sobrepeso devem seguir a seguinte orientação alimentar:

- Distribuir os alimentos em seis a sete refeições ao longo do dia para facilitar o trabalho de todo o organismo, evitando os picos de glicemia e a sensação de fome, entre outros benefícios. Consumir nos intervalos, por exemplo, cenoura baby, mix de castanhas ou de frutas secas (no máximo a medida de um copinho de café), fruta pequena, barrinha de cereal *light*, etc.
- Variar sempre, o máximo possível, os alimentos da dieta.
- Ingerir bastante líquido durante o dia (não esperar ter sede), tais como: água, chás de hortelã, erva-cidreira, camomila, erva-doce. Se necessário adoçar, utilizar adoçante não calórico. Habituar a beber um copo de líquido após a micção.
- Dar preferência às preparações cozidas, refogadas, assadas ou grelhadas.
- Diminuir, ao máximo, a quantidade de gordura usada durante o preparo dos alimentos. Utilizar moderadamente, quando necessário, gorduras monoinsaturadas ou poli-insaturadas: óleo de oliva (sem aquecer), canola ou soja.
- Utilizar somente queijos *light* (ricota, *cottage*, queijo branco fresco, requeijão *light*), sem aquecer; bem como leite e iogurte desnatados, sem açúcar e sem mel.
- Consumir apenas carnes magras sem gordura aparente, tanto bovina (patinho, coxão mole, coxão duro, músculo, filé mignon), quanto peixes sem pele (pescada, linguado, robalo, merluza, salmão) e aves sem pele (frango e peru – apenas o peito). Retirar toda e qualquer gordura aparente.
- Consumir de preferência cereais integrais, tais como, arroz e macarrão integral, pão, torrada e biscoitos integrais (de aveia, trigo, cereais misturados, etc.), cereais matinais, farelo de trigo, farelo de aveia, etc.
- Incluir, diariamente, várias porções (4 a 5) de hortaliças, cruas ou cozidas, na forma de saladas (moderadamente temperadas com gordura, especialmente azeite), sopas ou refogadas.
- Incluir, diariamente, 2 a 3 porções (pequenas) de frutas, sendo que pelo menos uma dessas porções deverá ser fonte de vitamina C: abacaxi, acerola, goiaba, laranja, manga, mamão, mexerica ou morango.
- Diminuir a quantidade de sal no preparo dos alimentos e procurar não utilizar saleiro à mesa. Procurar experimentar os alimentos antes de salgá-los, pois muitas vezes o sabor agradável de um alimento dispensa a necessidade de adicionar sal.
- Substituir os temperos prontos pelos naturais, como: limão, salsinha, orégano, manjericão, outros.
- Diminuir, ao máximo, o consumo de açúcar refinado, açúcar mascavo, mel, bem como de bebidas e preparações doces.

Alimentos que devem ser evitados

- Gorduras de origem animal (manteiga, gordura visível das carnes, banha, toucinho, bacon, creme de leite).
- Queijos gordurosos (prato, parmesão, provolone, gorgonzola, muçarela, brie, estepe, gouda, etc.).
- Leite e iogurte integrais.
- Embutidos (mortadela, presunto, copa, salame, salsicha, linguiça, paio, etc.)
- Carnes gordas (picanha, maminha, costela, cupim, fraldinha e outras).
- Miúdos e vísceras (fígado, coração, rim e moela).
- Gordura de coco, azeite de dendê, margarinas, biscoitos recheados, sorvetes cremosos, gordura hidrogenada.
- Frituras (croquete, pastel, coxinha, preparações *à milanesa*), bem como preparações gordurosas: torta, empada, hambúrguer, pizza, etc.
- Temperos gordurosos à mesa: maionese, manteiga, margarina, creme de leite-*chantilly*, parmesão. Utilizar ervas e condimentos para temperar os alimentos, em vez de gordura, tais como, orégano, mostarda, limão, cheiro-verde, etc.
- Produtos industrializados, ricos em gordura e sódio, como: salgadinhos de pacote, *croissant* e outros.
- Bebidas alcoólicas e refrigerantes.

Atividades que devem ser praticadas
Importante: É conveniente que a atividade física seja supervisionada por um profissional, para a realização correta dos exercícios e na intensidade adequada.

Hipertensão
Considera-se pressão arterial dentro da normalidade, valores inferiores a 120 mmHg de pressão arterial sistólica e valores inferiores a 80 mmHg para a pressão arterial diastólica. Por ser um importante fator de risco das doenças cardiovasculares, as medidas preventivas, que envolvem mudanças no estilo de vida (como redução de peso, mudança de hábitos alimentares, diminuição do consumo de sódio, moderação no consumo de bebida alcoólica, aumento da atividade física), devem ser rigorosamente adotadas.

Adultos ou idosos com hipertensão
Os adultos e os idosos com hipertensão devem seguir a seguinte orientação alimentar:

- Distribuir os alimentos em seis a sete refeições ao longo do dia para facilitar o trabalho de todo o organismo, evitando picos de glicemia e sensação de fome, entre outros benefícios. Consumir nos intervalos, por exemplo, cenoura baby, mix de castanhas ou de frutas secas (no máximo a medida de um copinho de café), fruta pequena, barrinha de cereal, etc.
- Usar o sal *light* no preparo dos alimentos e não utilizar saleiro à mesa. Procurar experimentar os alimentos antes de salgá-los, pois muitas vezes o sabor agradável de um alimento dispensa a necessidade de adicionar sal.
- Verificar o rótulo nutricional dos alimentos, identificando o teor de sódio por porção que o alimento/preparação fornece.
- Substituir os temperos prontos pelos naturais como: limão, salsinha, orégano, manjericão, outros.
- Variar sempre, o máximo possível, os alimentos da dieta.
- Ingerir bastante líquido durante o dia (não esperar ter sede), tais como: água, chás de hortelã, erva-cidreira, camomila, erva-doce. Se necessário adoçar utilizando adoçante não calórico, escolhendo entre aqueles que não sejam à base de ciclamato de sódio, nem de sacarina sódica. Habituar a ingerir um copo de líquido após a micção.
- Dar preferência às preparações cozidas, refogadas, assadas ou grelhadas.
- Diminuir, ao máximo, a quantidade de gordura utilizada durante o preparo dos alimentos. Utilizar moderadamente, quando necessário, gorduras monoinsaturadas ou poli-insaturadas, como óleo de oliva (sem aquecer), canola ou soja.
- Utilizar, de preferência, queijos *light* (ricota, *cottage*, queijo branco fresco, requeijão *light*) sem aquecer, bem como leite e iogurte desnatados ou semidesnatados.
- Consumir, de preferência, carnes magras sem gordura aparente tanto bovina (patinho, coxão mole, coxão duro, músculo, filé mignon) quanto peixes sem pele (pescada, linguado, robalo, merluza, salmão) e aves sem pele. Procurar retirar toda e qualquer gordura aparente.
- Consumir, de preferência, cereais integrais, tais como, arroz e macarrão integral, pão, torrada e biscoitos integrais (de aveia, trigo, cereais misturados, etc.), cereais matinais, farelo de trigo, farelo de aveia, etc.
- Incluir, diariamente, várias porções (4 a 5) de hortaliças, cruas ou cozidas, na forma de saladas (moderadamente temperadas com gordura, especialmente azeite), sopas ou refogadas.
- Incluir, diariamente, 2 a 3 porções (pequenas) de frutas, sendo que pelo menos uma dessas porções deverá ser fonte de vitamina C: abacaxi, acerola, goiaba, laranja, manga, mamão, mexerica, morango.

- Diminuir, ao máximo, o consumo de açúcar refinado, açúcar mascavo, mel, bem como de bebidas e preparações doces.

Alimentos que devem ser excluídos do consumo pelos adultos e idosos com hipertensão

- Sal normal, sal marinho, utilize apenas o sal *light*.
- Temperos industrializados, bem como caldos concentrados e sopas industrializadas, ricos em sódio.
- Embutidos (mortadela, presunto, copa, salame, salsicha, linguiça, paio, etc.), inclusive o blanquet e roulet de peru, salsicha de frango, etc.
- Queijos gordurosos, ricos em sódio (prato, parmesão, provolone, gorgonzola, muçarela, brie, estepe, gouda, etc.).
- Alimentos ricos em sódio, como: enlatados (sardinha, atum, anchova), conservas (palmito, alcaparras, azeitonas) e bacalhau.
- Produtos industrializados, ricos em gordura e sódio, como salgadinhos de pacote, *croissant* e outros.
- Manteiga e margarina com sal.
- Refrigerantes à base de cola zero.
- Adoçantes que contenham sódio na sua composição, como sacarina sódica e ciclamato de sódio.

Alimentos que devem ser evitados

- Gorduras de origem animal visível em carnes, banha, toucinho, bacon, creme de leite.
- Leite e Iogurte integrais.
- Carnes gordas (picanha, maminha, costela, cupim, fraldinha e outras).
- Miúdos e vísceras (fígado, coração, rim, moela)
- Gordura de coco, azeite de dendê, margarinas, biscoitos recheados, sorvetes cremosos, gordura hidrogenada.
- Frituras (croquete, pastel, coxinha, preparações *à milanesa*), bem como preparações gordurosas, como tortas, empadas, hambúrguer, pizza, etc.
- Temperos gordurosos à mesa: maionese, manteiga, margarina, creme de leite-*chantilly* e queijo parmesão. Utilizar ervas e condimentos para temperar os alimentos, em vez de gordura, tais como, orégano, mostarda, limão, cheiro-verde, etc.
- Bebidas alcoólicas e refrigerantes.

Atividades que devem ser praticadas
Algumas atividades físicas, tais como: caminhada, musculação, natação, ginástica ou qualquer uma que proporcione prazer.
Importante: É conveniente que a atividade física seja supervisionada por um profissional, para a realização correta dos exercícios e na intensidade adequada.

Dislipidemias
As dislipidemias, caracterizadas por elevação dos teores de triglicérides e do colesterol plasmático, são importantes fatores de risco de doenças cardiovasculares. Por essa razão, os indivíduos devem manter esses teores adequados, ou seja, inferior a 150 mg/dL para triglicérides, menor do que 200mg/dL para colesterol total, menor do que 160mg/dL para LDL-Colesterol e superior a 40mg/dL para HDL Colesterol para o sexo masculino e superior a 50mg/dL para o sexo feminino. Para tanto, a adoção de uma dieta equilibrada, com manutenção do peso dentro da faixa saudável, juntamente com outras medidas que permitam uma boa qualidade de vida, são essenciais na prevenção de processos ateroscleróticos.

Adultos ou idosos com hipercolesterolemia
Adultos ou idosos com hipercolesterolemia devem seguir a seguinte orientação alimentar:

- Distribuir os alimentos em seis a sete refeições ao longo do dia para facilitar o trabalho de todo o organismo, evitando picos de glicemia e sensação de fome, entre outros benefícios. Consumir nos intervalos, por exemplo, cenoura baby, mix de castanhas ou de frutas secas (no máximo a medida de um copinho de café), fruta pequena, barrinha de cereal, etc.
- Variar sempre, o máximo possível, os alimentos da dieta.
- Ingerir bastante líquido durante o dia (não esperar ter sede), tais como: água, chás de hortelã, erva-cidreira, camomila, erva-doce. Habituar a ingerir um copo de líquido após a micção.
- Dar preferência às preparações cozidas, refogadas, assadas ou grelhadas.
- Diminuir, ao máximo, a quantidade de gordura utilizada durante o preparo dos alimentos. Utilizar moderadamente, quando necessário, somente gorduras monoinsaturadas ou poli-insaturadas: óleo de oliva (sem aquecer), canola ou soja.
- Utilizar somente queijos *light* (ricota, *cottage*, queijo branco fresco, requeijão *light*) sem aquecer, bem como leite e iogurte desnatados.

- Consumir apenas carnes magras sem gordura aparente, tanto bovina (patinho, coxão mole, coxão duro, músculo, filé mignon) quanto peixes sem pele (pescada, linguado, robalo, merluza, salmão) e aves sem pele (frango e peru – apenas o peito). Retirar toda e qualquer gordura aparente.
- Consumir, de preferência, cereais integrais, tais como, arroz e macarrão integral, pão, torrada e biscoitos integrais (de aveia, trigo, cereais misturados, etc.), cereais matinais, farelo de trigo, farelo de aveia, etc. Dar preferência aos cereais integrais ricos em fibras solúveis, isto é, aqueles à base de aveia, especialmente o farelo de aveia.
- Incluir, diariamente, várias porções (4 a 5) de hortaliças, cruas ou cozidas, na forma de saladas (moderadamente temperadas com gordura, especialmente azeite), sopas ou refogadas.
- Incluir, diariamente, 2 a 3 porções (pequenas) de frutas, sendo pelo menos uma dessas porções fonte de vitamina C: abacaxi, acerola, goiaba, laranja, manga, mamão, mexerica e morango.
- Diminuir a quantidade de sal no preparo dos alimentos e procurar não utilizar saleiro à mesa. Procurar experimentar os alimentos antes de salgá-los, pois muitas vezes o sabor agradável de um alimento dispensa a necessidade de adicionar sal.
- Substituir os temperos prontos pelos naturais como: limão, salsinha, orégano, manjericão entre outros.
- Diminuir, ao máximo, o consumo de açúcar refinado, açúcar mascavo, mel, bem como de bebidas e preparações doces.

Adultos ou idosos com hipercolesterolemia devem excluir do consumo

- Gorduras de origem animal (manteiga, gordura visível das carnes, banha, toucinho, bacon, creme de leite).
- Queijos gordurosos (prato, parmesão, provolone, gorgonzola, muçarela, brie, estepe, gouda, etc).
- Leite e iogurte integrais.
- Embutidos (mortadela, presunto, copa, salame, salsicha, linguiça, paio, etc.).
- Carnes gordas (picanha, maminha, costela, cupim, fraldinha e outras).
- Miúdos e vísceras (fígado, coração, rim, moela).
- Gordura de coco, azeite de dendê, margarinas, biscoitos recheados, sorvetes cremosos e gordura hidrogenada.
- Frituras (croquete, pastel, coxinha, preparações *à milanesa*), bem como preparações gordurosas: tortas, empadas, hambúrguer, pizza, etc.

- Temperos gordurosos à mesa: maionese, manteiga, margarina, creme de leite-*chantilly* e queijo parmesão. Utilizar ervas e condimentos para temperar os alimentos, em vez de gordura, tais como, orégano, mostarda, limão, cheiro-verde, etc.
- Produtos industrializados, ricos em gordura, como: salgadinhos de pacote, *croissants* e outros.

Adultos ou idosos com hipercolesterolemia devem evitar o consumo de:

- Frutos do mar ricos em colesterol (camarão, lagosta, ostra, mexilhão).
- Mais do que 2 ou 3 ovos por semana. Atenção especial ao consumo de gema de ovo, pois ela participa do preparo de vários alimentos, como cremes, bolos, tortas, massas, etc.
- Café expresso, árabe e café coado em coador de pano; prefira em coador de papel. Não mais do que 3 xícaras por dia.
- Bebidas alcoólicas e refrigerantes.

Atividades que devem ser praticadas

Algumas atividades físicas, tais como caminhada, musculação, natação, ginástica ou qualquer uma que proporcione prazer.
Importante: É conveniente que a atividade física seja supervisionada por um profissional, para a realização correta dos exercícios e na intensidade adequada.

Adultos ou idosos com hipertrigliceridemia

Adultos ou idosos com hipertrigliceridemia devem seguir a seguinte orientação alimentar:

- Distribuir os alimentos em seis a sete refeições ao longo do dia para facilitar o trabalho de todo o organismo, evitando picos de glicemia e sensação de fome, entre outros benefícios. Consumir nos intervalos, por exemplo, cenoura baby, mix de castanhas ou de frutas secas (no máximo a medida de um copinho de café), fruta pequena, barrinha de cereal *light*, etc.
- Verificar o rótulo nutricional dos alimentos, identificando no tópico ingredientes se o produto é isento de: açúcar refinado, cristal, de confeiteiro, mascavo, *light* ou mel.
- Variar sempre, o máximo possível, os alimentos da dieta.
- Ingerir bastante líquido durante o dia (não esperar ter sede), tais como: água, chás de hortelã, erva-cidreira, camomila, erva-doce. Se necessário

adoçar, utilizar adoçante não calórico. Habituar a ingerir um copo de líquido após a micção.
- Dar preferência às preparações cozidas, refogadas, assadas ou grelhadas.
- Diminuir, ao máximo, a quantidade de gordura utilizada durante o preparo dos alimentos. Utilizar moderadamente, quando necessário, somente gorduras monoinsaturadas ou poli-insaturadas: óleo de oliva (sem aquecer), canola ou soja.
- Utilizar somente queijos *light* (ricota, *cottage*, queijo branco fresco, requeijão *light*), sem aquecer; bem como leite e iogurtes desnatados, sem açúcar e sem mel.
- Consumir apenas carnes magras sem gordura aparente, tanto bovina (patinho, coxão mole, coxão duro, músculo, filé mignon), quanto peixes sem pele (pescada, linguado, robalo, merluza, salmão) e aves sem pele (frango e peru – apenas o peito). Retirar toda e qualquer gordura aparente.
- Consumir, de preferência, cereais integrais, tais como, arroz e macarrão integral, pão, torrada e biscoitos integrais (de aveia, trigo, cereais misturados, etc.), cereais matinais, farelo de trigo, farelo de aveia, etc.
- Incluir, diariamente, várias porções (4 a 5) de hortaliças, cruas ou cozidas, na forma de saladas (moderadamente temperadas com gordura, especialmente azeite), sopas ou refogadas.
- Incluir, diariamente, 2 a 3 porções (pequenas) de frutas, sendo pelo menos uma dessas porções fonte de vitamina C: abacaxi, acerola, goiaba, laranja, manga, mamão, mexerica e morango.
- Diminuir a quantidade de sal no preparo dos alimentos e procurar não utilizar saleiro à mesa. Procurar experimentar os alimentos antes de salgá-los, pois muitas vezes o sabor agradável de um alimento dispensa a necessidade de adicionar sal.
- Substituir os temperos prontos pelos naturais, como limão, salsinha, orégano, manjericão entre outros.

Adultos ou idosos com hipertrigliceridemia devem excluir o consumo de:

- Açúcar refinado, cristal, de confeiteiro, demerara, mascavo, *light* ou mel, melado, rapadura, bem como bebidas e preparações doces.
- Gorduras saturadas e trans.
- Gorduras de origem animal (manteiga, gordura visível das carnes, banha, toucinho, bacon e creme de leite).
- Queijos gordurosos (prato, parmesão, provolone, gorgonzola, muçarela, brie, estepe, gouda, etc.).
- Leite e iogurte integrais.

- Embutidos (mortadela, presunto, copa, salame, salsicha, linguiça, paio, etc.).
- Carnes gordas (picanha, maminha, costela, cupim, fraldinha e outras).
- Miúdos e vísceras (fígado, coração, rim, moela).
- Gordura de coco, azeite de dendê, margarinas, biscoitos recheados, sorvetes cremosos e gordura hidrogenada.
- Frituras (croquete, pastel, coxinha, preparações *à milanesa*), bem como preparações gordurosas: tortas, empadas, hambúrguer, pizza, etc.
- Temperos gordurosos à mesa: maionese, manteiga, margarina, creme de leite-*chantilly* e queijo parmesão. Utilizar ervas e condimentos para temperar os alimentos, em vez de gordura, tais como, orégano, mostarda, limão, cheiro-verde, etc.
- Produtos industrializados, ricos em gordura, como salgadinhos de pacote, *croissants* e outros.
- Bebidas alcoólicas.

Atividades que devem ser praticadas

Algumas atividades físicas, tais como: caminhada, musculação, natação, ginástica ou qualquer uma que proporcione prazer.

Importante: É conveniente que a atividade física seja supervisionada por um profissional, para a realização correta dos exercícios e na intensidade adequada.

Diabetes Mellitus

O diabetes mellitus, quer na forma juvenil (tipo 1) ou naquela mais frequente que acomete o adulto (tipo 2), é hoje um grande problema de saúde pública. Tem causas múltiplas que determinam a escassez ou falta de capacidade para que a insulina exerça de maneira adequada seu papel. Enquanto o diabetes tipo 1 é uma doença de natureza autoimune ou de causa desconhecida, o diabetes tipo 2 é decorrente da combinação de uma série de fatores, como por exemplo, alteração (para pior) no padrão alimentar (gerando aumento de peso, aumento da gordura central) e sedentarismo com a predisposição genética.

Adultos ou Idosos com Diabetes Tipo 2

Adultos ou idosos com diabetes tipo 2 devem seguir a seguinte orientação alimentar:

- Distribuir os alimentos em seis a sete refeições ao longo do dia para facilitar o trabalho de todo o organismo, evitando picos de glicemia e sensação de fome, entre outros benefícios. Consumir nos intervalos, por

exemplo, cenoura baby, mix de castanhas ou de frutas secas (no máximo a medida de um copinho de café), fruta pequena, barrinha de cereal *light*, etc.
- Variar sempre, o máximo possível, os alimentos da dieta.
- Verificar o rótulo nutricional dos alimentos, identificando no tópico ingredientes se o produto é isento de: açúcar refinado, demerara, cristal, de confeiteiro, mascavo, *light* ou mel, melado e rapadura.
- Ingerir bastante líquido durante o dia (não esperar ter sede), tais como: água, chás de hortelã, erva-cidreira, camomila, erva-doce. Se necessário adoçar, utilizar adoçante não calórico. Habituar a ingerir um copo de líquido após a micção.
- Dar preferência às preparações cozidas, refogadas, assadas ou grelhadas.
- Diminuir a quantidade de gordura utilizada durante o preparo dos alimentos. Utilizar moderadamente, quando necessário, gorduras monoinsaturadas ou poli-insaturadas: óleo de oliva (sem aquecer), canola ou soja.
- Utilizar, de preferência, queijos *light* (ricota, *cottage*, queijo branco fresco, requeijão *light*) sem aquecer, bem como leite e iogurte desnatados ou semidesnatados, sem açúcar e sem mel.
- Consumir, de preferência, carnes magras sem gordura aparente, tanto bovina (patinho, coxão mole, coxão duro, músculo, filé mignon) quanto peixes sem pele (pescada, linguado, robalo, merluza, salmão) e aves sem pele. Retirar toda e qualquer gordura aparente.
- Consumir, de preferência, alimentos ricos em carboidratos de lenta digestão: arroz integral, pão integral (de aveia, trigo, cereais misturados, etc.), alimentos cozidos *al dente* e não excessivamente cozidos (como hortaliças, massas, arroz). Dar preferência aos cereais integrais ricos em fibras solúveis, isto é, aqueles à base de aveia. Evitar ao máximo os alimentos ricos em carboidratos de rápida digestão: feculentos (batata – especialmente na forma de purê –, mandioca, mandioquinha, cará, inhame, batata-doce), pão francês, branco, arroz polido.
- Incluir, diariamente, várias porções (4 a 5) de hortaliças, cruas ou cozidas, na forma de saladas (moderadamente temperadas com gordura, especialmente azeite), sopas ou refogadas.
- Incluir, diariamente, no máximo 2 a 3 porções (pequenas) de frutas, sendo pelo menos uma dessas porções fonte de vitamina C: abacaxi, acerola, goiaba, laranja, manga, mamão, mexerica e morango.
- Diminuir a quantidade de sal, no preparo dos alimentos e procurar não utilizar saleiro à mesa. Procurar experimentar os alimentos antes de sal-

gá-los, pois muitas vezes o sabor agradável de um alimento dispensa a necessidade de adicionar sal.
- Substituir os temperos prontos pelos naturais, como limão, salsinha, orégano, manjericão, outros.

Adultos ou idosos com diabetes tipo 2 devem excluir o consumo de:

- Açúcar refinado, cristal, de confeiteiro, demerara, mascavo, *light* ou mel, melado, rapadura, bem como bebidas e preparações doces.
- Gorduras de origem animal (manteiga, gordura visível das carnes, banha, toucinho, bacon, creme de leite).
- Leite e iogurte integrais.
- Queijos gordurosos (prato, parmesão, provolone, gorgonzola, muçarela, brie, estepe, gouda, etc.).
- Carnes gordas (picanha, maminha, costela, cupim, fraldinha e outras).
- Embutidos (mortadela, presunto, copa, salame, salsicha, linguiça, paio, etc.).
- Miúdos e vísceras (fígado, coração, rim, moela).
- Gordura de coco, azeite de dendê, margarinas, biscoitos recheados, sorvetes cremosos e gordura hidrogenada.
- Frituras (croquete, pastel, coxinha, preparações *à milanesa*), bem como preparações gordurosas: tortas, empadas, hambúrguer, pizza, etc.
- Temperos gordurosos à mesa: maionese, manteiga, margarina, creme de leite-*chantilly* e queijo parmesão. Utilizar ervas e condimentos para temperar os alimentos, em vez de gordura, tais como, orégano, mostarda, limão, cheiro-verde, etc.
- Produtos industrializados, ricos em gordura, como: salgadinhos de pacote, *croissants* e outros.
- Bebidas alcoólicas.

Atividades que devem ser praticadas
Importante: É conveniente que a atividade física seja supervisionada por um profissional, para a realização correta dos exercícios e na intensidade adequada.

Síndrome Metabólica
A síndrome metabólica é uma doença da atualidade, um transtorno complexo, decorrente de uma série de fatores de risco cardiovascular, ligados à deposição central de gordura e à resistência à insulina. A presença da síndrome metabólica tem sido determinada pela presença de pelo menos três de cinco fatores, a saber:

perímetro abdominal aumentado (maior do que 94 cm para o homem e maior do que 80 cm para a mulher), índice de triglicérides aumentado (acima ou igual a 150 mg/dL), HDL-Colesterol baixo (menor do que 40 mg/dL para homem e menor do que 50 mg/dL para mulher), pressão arterial aumentada (maior ou igual a 130 mmHg ou maior ou igual a 85 mmHg ou tratamento para HAS) e glicemia de jejum aumentada (igual ou maior do que 100 mg/dL ou tratamento para DM).

Adultos ou idosos com síndrome metabólica devem seguir a seguinte orientação alimentar

- Distribuir os alimentos em seis a sete refeições ao longo do dia para facilitar o trabalho de todo o organismo, evitando picos de glicemia e sensação de fome, entre outros benefícios. Consumir nos intervalos, por exemplo, cenoura baby, mix de castanhas ou de frutas secas (no máximo a medida de um copinho de café), fruta pequena, barrinha de cereal *light*, etc.
- Verificar o rótulo nutricional dos alimentos:
  - Identificar, no tópico ingredientes, se o produto é isento de açúcar refinado, cristal, de confeiteiro, demerara, mascavo, *light* ou mel, melado e rapadura.
  - Identificar, na tabela de valores nutricionais, o teor de sódio por porção que o alimento/preparação fornece.
- Usar o sal *light* no preparo dos alimentos e não utilizar saleiro à mesa. Procurar experimentar os alimentos antes de salgá-los, pois muitas vezes o sabor agradável de um alimento dispensa a necessidade de adicionar sal.
- Substituir os temperos prontos pelos naturais, como limão, salsinha, orégano, manjericão e outros.
- Variar sempre, o máximo possível, os alimentos da dieta.
- Ingerir bastante líquido durante o dia (não esperar ter sede), tais como: água, chás de hortelã, erva-cidreira, camomila, erva-doce. Se necessário adoçar, utilizar adoçante não calórico, que não seja à base de ciclamato de sódio nem de sacarina sódica. Habituar a ingerir um copo de líquido após a micção.
- Dar preferência às preparações cozidas, refogadas, assadas ou grelhadas.
- Diminuir, ao máximo, a quantidade de gordura utilizada durante o preparo dos alimentos. Utilizar moderadamente, quando necessário, somente gorduras monoinsaturadas ou poli-insaturadas: óleo de oliva (sem aquecer), canola ou soja.

- Utilizar somente queijos *light* (ricota, *cottage*, queijo branco fresco, requeijão *light*) sem aquecer, bem como leite e iogurtes desnatados, sem açúcar e sem mel.
- Consumir apenas carnes magras sem gordura aparente, tanto bovina (patinho, coxão mole, coxão duro, músculo, filé mignon) quanto peixes sem pele (pescada, linguado, robalo, merluza, salmão) e aves sem pele (frango e peru – apenas o peito). Retirar toda e qualquer gordura aparente.
- Consumir, de preferência, alimentos ricos em carboidratos de lenta digestão: arroz integral, pão integral (de aveia, trigo, cereais misturados, etc.), alimentos cozidos *al dente* e não excessivamente cozidos (como hortaliças, massas, arroz). Dar preferência aos cereais integrais ricos em fibras solúveis, isto é, aqueles à base de aveia. Evitar ao máximo os alimentos ricos em carboidratos de rápida digestão: feculentos (batata – especialmente na forma de purê –, mandioca, mandioquinha, cará, inhame, batata-doce), pão francês branco e arroz polido.
- Incluir, diariamente, várias porções (4 a 5) de hortaliças, cruas ou cozidas, na forma de saladas (moderadamente temperadas com gordura, especialmente azeite), sopas ou refogadas.
- Incluir, diariamente, no máximo, 2 a 3 porções (pequenas) de frutas, sendo pelo menos uma dessas porções fonte de vitamina C: abacaxi, acerola, goiaba, laranja, manga, mamão, mexerica e morango.

Adultos ou idosos com síndrome metabólica devem excluir do consumo

- Açúcar refinado, cristal, de confeiteiro, demerara, mascavo, *light* ou mel, melado, rapadura, bem como bebidas e preparações doces.
- Sal normal, sal marinho, utilizando apenas o sal *light*.
- Temperos industrializados, bem como caldos concentrados e sopas industrializadas, ricos em sódio.
- Embutidos (mortadela, presunto, copa, salame, salsicha, linguiça, paio, etc.), inclusive o blanquet e roulet de peru, salsicha de frango, etc.
- Os queijos gordurosos, ricos em sódio (prato, parmesão, provolone, gorgonzola, muçarela, brie, estepe, gouda, etc.).
- Manteiga e margarina com sal.
- Refrigerantes à base de cola zero.
- Alimentos ricos em sódio, como: enlatados (sardinha, atum, anchova), conservas (palmito, alcaparras, azeitonas) e bacalhau.

- Produtos industrializados, ricos em gordura e sódio, como salgadinhos de pacote, *croissants* e outros.
- Gordura de origem animal visível em carnes, banha, toucinho, bacon, creme de leite.
- Leite e iogurte integrais.
- Carnes gordas (picanha, maminha, costela, cupim, fraldinha e outras).
- Miúdos e vísceras (fígado, coração, rim e moela).
- Gordura de coco, azeite de dendê, margarinas, biscoitos recheados, sorvetes cremosos, gordura hidrogenada.
- Frituras (croquete, pastel, coxinha, preparações *à milanesa*), bem como preparações gordurosas: tortas, empadas, hambúrguer, pizza, etc.
- Temperos gordurosos à mesa: maionese, manteiga, margarina, creme de leite-*chantilly* e queijo parmesão. Utilizar ervas e condimentos para temperar os alimentos, em vez de gordura, tais como, orégano, mostarda, limão, cheiro-verde, etc.
- Produtos industrializados, ricos em gordura, como salgadinhos de pacote, *croissants* e outros.
- Bebidas alcoólicas.

Atividades que devem ser praticadas

Algumas atividades físicas, tais como: caminhada, musculação, natação, ginástica ou qualquer uma que proporcione prazer.

Importante: É conveniente que a atividade física seja supervisionada por um profissional, para a realização correta dos exercícios e na intensidade adequada.

Capítulo 6

Diagnóstico e Intervenção Nutricional

Processo de Assistência Nutricional (PAN)

- O PAN (Processo de Assistência Nutricional) foi delineado com base em um programa americano já existente, o Nutrition Care Process (NCP).
- O PAN é um protocolo constituído de quatro etapas cujos objetivos são a resolução de problemas e o cuidado nutricional.
- A utilização do PAN é uma prática defendida como forma de tentar padronizar o atendimento nutricional e torná-lo mais eficiente e eficaz em benefício do indivíduo e do próprio nutricionista.
- A prática nutricional baseada em evidências é um mecanismo importante a ser implementado para assegurar que condutas reconhecidamente benéficas, associadas à redução da morbidade e da mortalidade, sejam utilizadas pelos nutricionistas no dia a dia da prática profissional.
- O PAN é elaborado para ser utilizado tanto para indivíduos como para grupos ou populações.

Passos para realizar o Processo de Assistência Nutricional
Primeiro passo: avaliação nutricional

- A avaliação nutricional é a primeira etapa da assistência nutricional proposta pelo protocolo PAN e tem como objetivo identificar e diagnosticar os problemas nutricionais e planejar intervenções adequadas.
- Essa etapa consiste em uma avaliação abrangente e compreende medidas antropométricas, dados bioquímicos, exame físico e história clínica/anamnese e história dietética.

Segundo passo: diagnóstico nutricional

- O diagnóstico nutricional é expresso e documentado em um formato específico: problema, etiologia, sinais e sintomas (PES).
- O problema (P) descreve a(s) alteração(ões) apresentada(s) pelo indivíduo.
- A etiologia (E) descreve a(s) causa(s) ou o(s) fator(es) contribuinte(s) do problema. É relacionada ao problema por palavras como "relacionada com".
- Os sinais e sintomas (S) são os fatores que constituem evidências de que há um problema. Eles quantificam e descrevem a gravidade do problema. Estão relacionados à etiologia pelas palavras "evidenciado(s) por".

Terceiro passo: intervenção nutricional

- O diagnóstico nutricional orienta a intervenção nutricional. O problema nutricional pode ser melhorado ou eliminado com a intervenção nutricional.
- A intervenção nutricional é definida como uma ação que visa tratar o(s) problema(s) detectado(s) pela avaliação nutricional e descrito(s) no formato PES no diagnóstico nutricional.
- A etapa de intervenção nutricional consiste de planejamento e implementação.
- A primeira etapa do planejamento da intervenção nutricional é a prescrição nutricional.
- A prescrição nutricional abrange o(s) problema(s) nutricional(ais) de forma geral.
- A segunda etapa do planejamento nutricional é o estabelecimento de uma intervenção nutricional para cada problema detectado.
- É recomendado o estabelecimento de intervenções baseadas nas melhores evidências disponíveis e no julgamento clínico do nutricionista.

Quarto passo: monitoramento e reavaliação nutricional

- Os sinais e sintomas são monitorados pelo nutricionista para determinar o progresso em relação à resolução do diagnóstico nutricional.
- A reavaliação é realizada comparando os novos dados reunidos durante o monitoramento com as condições preexistentes, os resultados esperados e/ou padrões de referência estabelecidos.

Capítulo 7

Casos Clínicos

CASO 1
- Identificação: Z.C., gênero masculino, 53 anos, casado, natural de São Paulo, administrador de empresas.
- Queixa e duração: paciente com queixa de excesso de peso há 15 anos e várias tentativas de emagrecimento.
- Antecedentes pessoais: diabético com baixa adesão ao tratamento, apresentando quadros de hiperglicemia.
- Antecedentes familiares: pai falecido de infarto agudo do miocárdio e mãe portadora de hipertensão arterial sistêmica e diabetes tipo 2.
- Hábitos de vida: sedentário.
- Exame antropométrico: peso = 94 kg, estatura = 1,74 m, perímetro abdominal = 103cm.
- Exame clínico: PA 110 × 80 mmHg.
- Análises bioquímicas: Colesterol Total = 146 mg/dL, LDL-Colesterol = 82 mg/dL, HDL-Colesterol = 41 mg/dL, Triglicérides = 119 mg/dL, Glicemia = 120 mg/dL, Hemoglobina glicada = 7,0%, Ácido úrico = 4,3 mg/dL.
- Avaliação dietética: ausência de alimentos do grupo dos cereais integrais e do grupo de leite e substitutos, bem como consumo acentuado de frutas e suco de frutas e sobremesas à base de açúcar refinado.
- Diagnóstico nutricional: análise dos dois problemas apresentados pelo indivíduo.

Problema 1
Estado nutricional alterado (obesidade classe I – IMC = 31,04 kg/m², perímetro abdominal = 103 cm, indicando risco muito aumentado para DCV).

Etiologia – relacionada com o consumo de dieta desequilibrada.

Sinais/Sintomas – evidenciada por:

- Ingestão calórica diária de mais de 500 kcal acima da ingestão recomendada.
- Ingestão acentuada de carboidratos simples.

Problema 2

Etiologia – relacionada com a baixa adesão ao tratamento dietético.

Sinais/Sintomas – evidenciado por:

- Ingestão acentuada de frutas e suco de frutas.
- Consumo excessivo de sobremesas à base de açúcar refinado.
- Ausência de alimentos do grupo dos cereais integrais na dieta.

Intervenção Nutricional
Prescrição nutricional
Dieta hipocalórica, restrita em carboidrato simples e rica em fibras alimentares solúveis.

Intervenção nutricional do problema 1
Consumir dieta de 1900 calorias por dia.

Metas baseadas em evidências
1. Valor Energético Total da dieta definido de acordo com o Gasto Energético Total corrigido para perda de peso (*vide* Capítulo 3).

Intervenção nutricional do problema 2
Consumir dieta com 10 gramas de fibras alimentares solúveis por dia.
Limitar a ingestão de frutas a 3 porções por dia.
Adequar a ingestão calórica proveniente dos carboidratos em 60%.

Metas baseadas em evidências

1. Consumir no máximo 3 porções de frutas diárias, de acordo com a Sociedade Brasileira de Diabetes.
2. A dieta deve conter alimentos que ofereçam pelo menos 5 a 10 gramas de fibras solúveis por dia, de acordo com American Dietetic Association (ADA, 2008).
3. Consumir entre 45 e 65% das calorias provenientes de carboidratos (ADA, 2008).

Orientação Alimentar
O paciente deverá procurar

- Distribuir os alimentos em seis a sete refeições ao longo do dia para facilitar o trabalho de todo o organismo, evitando picos de glicemia e sensação de fome, entre outros benefícios. Consumir nos intervalos, por exemplo, cenoura baby, mix de castanhas ou de frutas secas (no máximo a medida de um copinho de café), fruta pequena, barrinha de cereal *light*, etc.
- Variar sempre, o máximo possível, os alimentos da dieta.
- Verificar o rótulo nutricional dos alimentos, identificando no tópico ingredientes, se o produto é isento de: açúcar refinado, cristal, demerara, de confeiteiro, mascavo, *light* ou mel, melado e rapadura.
- Ingerir bastante líquido durante o dia (não esperar ter sede), tais como: água, chás de hortelã, erva-cidreira, camomila, erva-doce. Se necessário adoçar, utilizar adoçante não calórico. Habituar a ingerir um copo de líquido após a micção.
- Dar preferência às preparações cozidas, refogadas, assadas ou grelhadas.
- Diminuir a quantidade de gordura utilizada durante o preparo dos alimentos. Utilizar moderadamente, quando necessário, gorduras monoinsaturadas ou poli-insaturadas: óleo de oliva (sem aquecer), canola ou soja.
- Utilizar, de preferência, queijos *light* (ricota, *cottage*, queijo branco fresco, requeijão *light*), sem aquecer; bem como leite e iogurte desnatados ou semidesnatados, sem açúcar e sem mel.
- Consumir, de preferência, carnes magras sem gordura aparente, tanto bovina (patinho, coxão mole, coxão duro, músculo, filé mignon) quanto peixes sem pele (pescada, linguado, robalo, merluza, salmão) e aves sem pele. Retirar toda e qualquer gordura aparente.

- Consumir, de preferência, alimentos ricos em carboidratos de lenta digestão: arroz integral, pão integral (de aveia, trigo, cereais misturados, etc.), alimentos cozidos *al dente* e não excessivamente cozidos (como hortaliças, massas, arroz). Dar preferência aos cereais integrais ricos em fibras solúveis, isto é, aqueles à base de aveia. Evitar ao máximo, os alimentos ricos em carboidratos de rápida digestão: feculentos (batata, especialmente na forma de purê, mandioca, mandioquinha, cará, inhame, batata-doce), pão francês branco e arroz polido.
- Incluir, diariamente, várias porções (4 a 5) de hortaliças, cruas ou cozidas, na forma de saladas (moderadamente temperadas com gordura, especialmente azeite), sopas ou refogadas.
- Incluir, diariamente, no máximo, 2 a 3 porções (pequenas) de frutas, sendo pelo menos uma dessas porções fonte de vitamina C: abacaxi, acerola, goiaba, kiwi, laranja, manga, mamão, mexerica ou morango.
- Diminuir a quantidade de sal, no preparo dos alimentos e procurar não utilizar saleiro à mesa. Procurar experimentar os alimentos antes de salgá-los, pois muitas vezes o sabor agradável de um alimento dispensa a necessidade de adicionar sal.
- Substituir os temperos prontos pelos naturais como: limão, salsinha, orégano, manjericão, outros.

O paciente deverá excluir do consumo

- Açúcar refinado, cristal, de confeiteiro, demerara, mascavo, *light* ou mel, melado, rapadura, bem como bebidas e preparações doces.
- Manteiga, gordura visível das carnes, banha, toucinho, bacon, creme de leite,
- Queijos gordurosos (prato, parmesão, provolone, gorgonzola, muçarela, brie, estepe, gouda, etc.).
- Leite e Iogurte integrais.
- Embutidos (mortadela, presunto, copa, salame, salsicha, linguiça, paio, etc.).
- Carnes gordas (picanha, maminha, costela, cupim, fraldinha e outras).
- Miúdos e vísceras (fígado, coração, rim, moela).
- Gordura de coco, azeite de dendê, margarinas, biscoitos recheados, sorvetes cremosos, gordura hidrogenada.
- Frituras (croquete, pastel, coxinha, preparações *à milanesa*), bem como preparações gordurosas: tortas, empadas, hambúrguer, pizza, etc.
- Temperos gordurosos à mesa: maionese, manteiga, margarina, creme de leite-*chantilly*, parmesão. Utilizar ervas e condimentos para temperar

os alimentos, em vez de gordura, tais como, orégano, mostarda, limão, cheiro-verde, etc.
- Produtos industrializados, ricos em gordura e sódio, como: salgadinhos de pacote, *croissant* e outros.
- Bebidas alcoólicas.

Atividades que devem ser praticadas
Algumas atividades físicas, tais como: caminhada, musculação, natação, ginástica ou qualquer uma que proporcione prazer.
Importante: É conveniente que a atividade física seja supervisionada por um profissional para a realização correta dos exercícios e na intensidade adequada.

CASO 2

- Identificação: C.J., gênero feminino, 49 anos, casada, natural de São Paulo, professora.
- Queixa e duração: paciente com queixa de excesso de peso, desde a última gestação, há 12 anos e várias tentativas de emagrecimento.
- Antecedentes pessoais: há 5 anos, tem alterações nas dosagens de colesterol total e frações, especialmente baixos valores de HDL-colesterol, bem como crises de hipoglicemia.
- Antecedentes familiares: pai e mãe falecidos ainda jovens, o pai de câncer de próstata e a mãe de infarto agudo do miocárdio.
- Hábitos de vida: sedentária.
- Exame antropométrico: peso = 96 kg, estatura = 1,64 m, perímetro abdominal = 105cm.
- Exame clínico: PA 100 × 80 mmHg.
- Análises bioquímicas: Colesterol total = 253mg/dL, LDL-colesterol = 162 mg/dL, HDL-colesterol = 36 mg/dL, Triglicérides = 117 mg/dL, Glicemia = 115 mg/dL, Hemoglobina glicada = 7,5%, Ácido úrico = 5,0 mg/dL.
- Avaliação dietética: ausência de alimentos do grupo dos cereais integrais e das hortaliças, bem como consumo acentuado de carboidrato simples, gorduras saturadas e colesterol.
- Diagnóstico nutricional: análise dos três problemas apresentados pelo indivíduo.

Problema 1
Estado nutricional alterado (obesidade classe II – IMC = 35,69 kg/m^2, perímetro abdominal = 105 cm – indicando risco muito aumentado para DCV).

Etiologia – relacionado com o consumo de dieta desequilibrada.

Sinais/Sintomas – evidenciada por:

- Ingestão calórica diária de mais de 800 kcal acima da ingestão recomendada.

Problema 2
Diabetes descompensado (glicemia de jejum = 115 mg/dl, hemoglobina glicada = 7,5%).

Etiologia – relacionado com baixa adesão ao tratamento dietético.

Sinais/Sintomas – evidenciado por:

- Baixa ingestão de hortaliças.
- Ausência de alimentos do grupo dos cereais integrais na dieta.

Problema 3
Hipercolesterolemia (colesterol total = 253 mg/dl, HDL-colesterol = 36 mg/dl, LDL-colesterol = 162 mg/dl).

Etiologia – relacionada com consumo excessivo de gorduras saturadas e colesterol.

Sinais/Sintomas – evidenciado por:

- Ingestão elevada de gordura (>55% das calorias totais da dieta).

Intervenção Nutricional
Prescrição nutricional
Dieta hipocalórica, restrita em carboidrato simples, rica em fibras alimentares solúveis, com baixos teores de gordura saturada e colesterol.

Intervenção nutricional do problema 1
Consumir dieta de 1800 calorias por dia.

Metas baseadas em evidências
1. Valor Energético Total da dieta definido de acordo com o Gasto Energético Total corrigido para perda de peso (*vide* Capítulo 3).

Intervenção nutricional do problema 2

Consumir dieta com 10 gramas de fibras alimentares solúveis por dia.
Limitar a ingestão de frutas a três porções por dia.
Adequar à ingestão calórica proveniente dos carboidratos em 60%.

Metas baseadas em evidências

1. Consumir no máximo três porções de frutas diárias, de acordo com a Sociedade Brasileira de Diabetes.
2. A dieta deve conter alimentos que ofereçam pelo menos 5 a 10 gramas de fibras solúveis por dia, de acordo com American Dietetic Association (ADA, 2008).
3. Consumir entre 45 e 65% das calorias provenientes de carboidratos (ADA, 2008).

Intervenção nutricional do problema 3

Consumir 25% das calorias totais da dieta provenientes dos lipídeos.
Limitar o consumo de gordura saturada e colesterol.
Aumentar o consumo de ômega 9.

Metas baseadas em evidências

1. Consumir entre 25 e 30% das calorias totais da dieta provenientes de gorduras, segundo a IV Diretriz Brasileira sobre Dislipidemias e Prevenção de Aterosclerose, 2007.
2. Consumir ≤ 7% de calorias provenientes de gorduras saturadas, segundo a IV Diretriz Brasileira sobre Dislipidemias e Prevenção de Aterosclerose, 2007.
3. Consumir menos que 200 mg de colesterol por dia segundo a IV Diretriz Brasileira sobre Dislipidemias e Prevenção de Aterosclerose, 2007.
4. Oferecer pelo menos 5 a 10 gramas de fibras solúveis por dia, segundo a ADA, 2008.
5. Consumir ≤ 20% de calorias de ômega 9, segundo a IV Diretriz Brasileira sobre Dislipidemias e Prevenção de Aterosclerose, 2007.

Orientação Alimentar
O paciente deverá procurar

- Distribuir os alimentos em seis a sete refeições ao longo do dia para facilitar o trabalho de todo o organismo, evitando picos de glicemia e sen-

sação de fome, entre outros benefícios. Consumir nos intervalos, por exemplo, cenoura baby, mix de castanhas ou de frutas secas (no máximo a medida de um copinho de café), fruta pequena, barrinha de cereal *light*, etc.
- Variar sempre, o máximo possível, os alimentos da dieta.
- Verificar o rótulo nutricional dos alimentos, identificando no tópico ingredientes, se o produto é isento de: açúcar refinado, cristal, demerara, de confeiteiro, mascavo, *light* ou mel, melado, rapadura.
- Ingerir bastante líquido durante o dia (não esperar ter sede), tais como: água, chás de hortelã, erva-cidreira, camomila, erva-doce. Se necessário adoçar, utilizar adoçante não calórico. Habituar a ingerir um copo de líquido após a micção.
- Dar preferência às preparações cozidas, refogadas, assadas ou grelhadas.
- Diminuir a quantidade de gordura utilizada durante o preparo dos alimentos. Utilizar moderadamente, quando necessário, gorduras monoinsaturadas ou poli-insaturadas: óleo de oliva (sem aquecer), canola ou soja.
- Utilizar, de preferência, queijos *light* (ricota, *cottage*, queijo branco fresco, requeijão *light*), sem aquecer; bem como leite e iogurtes desnatados ou semidesnatados, sem açúcar e sem mel.
- Consumir, de preferência, carnes magras sem gordura aparente, tanto bovina (patinho, coxão mole, coxão duro, músculo, filé mignon) quanto peixes sem pele (pescada, linguado, robalo, merluza, salmão) e aves sem pele. Retirar toda e qualquer gordura aparente.
- Consumir, de preferência, alimentos ricos em carboidratos de lenta digestão: arroz integral, pão integral (de aveia, trigo, cereais misturados, etc.), alimentos cozidos *al dente* e não excessivamente cozidos (como hortaliças, massas, arroz). Dar preferência aos cereais integrais ricos em fibras solúveis, isto é, aqueles à base de aveia. Evitar ao máximo, os alimentos ricos em carboidratos de rápida digestão: feculentos (batata, especialmente na forma de purê, mandioca, mandioquinha, cará, inhame, batata-doce), pão francês branco e arroz polido.
- Incluir, diariamente, várias porções (4 a 5) de hortaliças, cruas ou cozidas, na forma de saladas (moderadamente temperadas com gordura, especialmente azeite), sopas ou refogadas.
- Incluir, diariamente, no máximo 2 a 3 porções (pequenas) de frutas, sendo pelo menos uma dessas porções fonte de vitamina C: abacaxi, acerola, goiaba, laranja, manga, mamão, mexerica ou morango.
- Diminuir a quantidade de sal no preparo dos alimentos e procurar não utilizar saleiro à mesa. Procurar experimentar os alimentos antes de sal-

gá-los, pois muitas vezes o sabor agradável de um alimento dispensa a necessidade de adicionar sal.
- Substituir os temperos prontos pelos naturais, como: limão, salsinha, orégano, manjericão e outros.

O paciente deverá excluir

- Açúcar refinado, cristal, de confeiteiro, demerara, mascavo, *light* ou mel, melado, rapadura, bem como bebidas e preparações doces.
- Manteiga, gordura visível das carnes, banha, toucinho, bacon, creme de leite.
- Queijos gordurosos (prato, parmesão, provolone, gorgonzola, mussarela, brie, estepe, gouda, etc.).
- Leite e Iogurte integrais.
- Embutidos (mortadela, presunto, copa, salame, salsicha, linguiça, paio, etc.).
- Carnes gordas (picanha, maminha, costela, cupim, fraldinha e outras).
- Miúdos e vísceras (fígado, coração, rim, moela).
- Gordura de coco, azeite de dendê, margarinas, biscoitos recheados, sorvetes cremosos, gordura hidrogenada.
- Frituras (croquete, pastel, coxinha, preparações *à milanesa*), bem como preparações gordurosas: tortas, empadas, hambúrguer, pizza, etc.
- Temperos gordurosos à mesa: maionese, manteiga, margarina, creme de leite-*chantilly*, parmesão. Utilizar ervas e condimentos para temperar os alimentos, em vez de gordura, tais como, orégano, mostarda, limão, cheiro-verde, etc.
- Produtos industrializados, ricos em gordura e sódio, como salgadinhos de pacote, *croissants* e outros.

O paciente deverá evitar

- Frutos do mar, ricos em colesterol, (camarão, lagosta, ostra, mexilhão).
- Consumir mais do que 2 a 3 ovos por semana. Atenção especial ao consumo de gema de ovo, pois ela participa do preparo de vários alimentos como, cremes, bolos, tortas, massas, etc.
- Café expresso, árabe e café coado em coador de pano; prefira em coador de papel. Não mais do que três xícaras por dia.
- Bebidas alcoólicas.

Atividades que devem ser praticadas
Algumas atividades físicas, tais como: caminhada, musculação, natação, ginástica ou qualquer uma que proporcione prazer.
Importante: É conveniente que a atividade física seja supervisionada por um profissional, para a realização correta dos exercícios e na intensidade adequada.

CASO 3

- Identificação: W.S., gênero masculino, 69 anos, natural de Minas Gerais, divorciado, representante comercial.
- Queixa e duração: paciente com queixa de excesso de peso há oito anos.
- Antecedentes pessoais: tem apresentado alterações bioquímicas nos últimos exames e oscilação da pressão arterial há um ano.
- Antecedentes familiares: pai hipertenso e dislipidêmico, mãe obesa, bem como os outros dois irmãos.
- Hábitos de vida: caminha 30 minutos nos finais de semana, consome regularmente bebida alcoólica (vinho e cerveja).
- Exame antropométrico: peso = 110 kg, estatura = 1,83 m.
- Exame clínico: PA 160 × 100 mmHg.
- Análises bioquímicas: Colesterol total = 144 mg/dL, LDL-colesterol = 83 mg/dL, HDL-colesterol = 42 mg/dL, Triglicérides = 222 mg/dL, Glicemia = 87 mg/dL, Hemoglobina glicada = 5,5%, Ácido úrico = 4,9 mg/dL.
- Avaliação dietética: alto consumo de embutidos, doces, leite integral, queijos com alto teor de gordura e temperos prontos. Baixo consumo de frutas e hortaliças cruas.
- Diagnóstico nutricional: análise dos três problemas apresentados pelo indivíduo.

Problema 1
Estado nutricional alterado (obesidade – IMC = 32,84 kg/m^2)

Etiologia – relacionado com o consumo de dieta desequilibrada.

Sinais/Sintomas – evidenciada por:

- Ingestão calórica diária de mais de 900 kcal acima da ingestão da recomendação.

Problema 2
Hipertensão arterial (PA 160 × 100 mmHg)

Etiologia – relacionada com baixa adesão ao tratamento farmacológico e dietético.

Sinais/Sintomas – evidenciado por:

- Baixo consumo de frutas e hortaliças cruas.
- Consumo excessivo de produtos industrializados.

Problema 3
Hipertrigliceridemia (triglicérides = 222 mg/dl)

Etiologia – relacionada com o consumo alto de bebida alcoólica, gorduras saturadas e de carboidratos simples.

Sinais/Sintomas – evidenciado por:

- Consumo excessivo de sobremesas à base de açúcar refinado.
- Ingestão acentuada de vinho e cerveja.
- Alto consumo de alimentos ricos em gorduras saturadas.

Intervenção Nutricional
Prescrição nutricional
Dieta hipocalórica, hipossódica, restrita em carboidratos simples, com baixos teores de gordura saturada e álcool.

Intervenção nutricional do problema 1
Consumir dieta de 2000 calorias por dia.

Metas baseadas em evidências
Valor Energético Total da dieta definido de acordo com o Gasto Energético Total corrigido para perda de peso (*vide* Capítulo 3).

Intervenção nutricional do problema 2
Dieta hipossódica.

Metas baseadas em evidências
1. Consumir no máximo 5 gramas de sal por dia, segundo Sociedade Brasileira de Hipertensão, 2010.

Intervenção nutricional do problema 3
Excluir o consumo de açúcares e doces.
Limitar a ingestão de frutas a três porções por dia.
Diminuir o consumo de gorduras saturadas.
Aumentar o consumo de alimentos ricos em ácido linolênico (ômega 3).

Metas baseadas em evidências
1. Limitar o consumo de calorias provenientes de carboidratos em 60%, de acordo com IV Diretriz Brasileira sobre Dislipidemias e Prevenção de Aterosclerose, 2007.
2. Consumir entre 25% e 30% das calorias totais da dieta provenientes de gorduras, segundo IV Diretriz Brasileira sobre Dislipidemias e Prevenção de Aterosclerose, 2007.
3. Consumir ≤ 7% das calorias totais da dieta na forma de gorduras saturadas, segundo a IV Diretriz Brasileira sobre Dislipidemias e Prevenção de Aterosclerose, 2007
4. Consumir entre 0,6 a 1,2% das calorias totais da dieta na forma de ácido linolênico (ômega 3), segundo as DRI, 2002.

Orientação Alimentar
O paciente deverá procurar

- Distribuir os alimentos em seis a sete refeições ao longo do dia para facilitar o trabalho de todo o organismo, evitando picos de glicemia e sensação de fome, entre outros benefícios. Consumir nos intervalos, por exemplo, cenoura baby, mix de castanhas ou de frutas secas (no máximo a medida de um copinho de café), fruta pequena, barrinha de cereal *light*, etc.
- Verificar o rótulo nutricional dos alimentos:
  - Identificar, no tópico ingredientes, se o produto é isento de: açúcar refinado, cristal, de confeiteiro, demerara, mascavo, *light* ou mel, melado ou rapadura.

- Identificar, na tabela de valores nutricionais, o teor de sódio por porção, que o alimento/preparação fornece.
- Evitar ao máximo produtos que contenham no rótulo a presença de substâncias como: alginato, benzoato, citrato, glutamato de sódio, propionato, fosfato e sulfito.
- Utilizar o sal *light* no preparo dos alimentos e não utilizar saleiro à mesa. Procurar experimentar os alimentos antes de salgá-los, pois muitas vezes o sabor agradável de um alimento dispensa a necessidade de adicionar sal.
- Substituir os temperos prontos pelos naturais como: limão, salsinha, orégano, manjericão e outros.
- Variar sempre, o máximo possível, os alimentos da dieta.
- Ingerir bastante líquido durante o dia (não esperar ter sede), tais como: água, chás de hortelã, erva-cidreira, camomila, erva-doce.
- Habituar ingerir um copo de líquido após a micção.
- Se necessário adoçar, utilizar adoçante não calórico, que não seja à base de ciclamato de sódio nem de sacarina sódica.
- Dar preferência às preparações cozidas, refogadas, assadas ou grelhadas.
- Diminuir, ao máximo, a quantidade de gordura utilizada durante o preparo dos alimentos. Utilizar moderadamente, quando necessário, somente gorduras monoinsaturadas ou poli-insaturadas: óleo de oliva (sem aquecer), canola ou soja.
- Utilizar somente queijos *light* (ricota, *cottage*, queijo branco fresco, requeijão *light*), sem aquecer; bem como leite e iogurtes desnatados, sem açúcar e sem mel.
- Consumir apenas carnes magras sem gordura aparente, tanto bovina (patinho, coxão mole, coxão duro, músculo, filé mignon) quanto peixes sem pele (pescada, linguado, robalo, merluza, salmão) e aves sem pele (frango e peru – apenas o peito). Retirar toda e qualquer gordura aparente.
- Consumir, de preferência, cereais integrais, tais como, arroz e macarrão integral, pão, torrada e biscoitos integrais (de aveia, trigo, cereais misturados, etc.), cereais matinais, farelo de trigo, farelo de aveia, etc.
- Incluir, diariamente, várias porções (4 a 5) de hortaliças, cruas ou cozidas, na forma de saladas (moderadamente temperadas com gordura, especialmente azeite), sopas ou refogadas.
- Incluir, diariamente, 2 a 3 porções (pequenas) de frutas, sendo que pelo menos uma dessas porções deverá ser fonte de vitamina C: abacaxi, acerola, goiaba, laranja, manga, mamão, mexerica ou morango.

O paciente deverá excluir

- Açúcar refinado, cristal, de confeiteiro, demerara, mascavo, *light* ou mel, melado, rapadura, bem como bebidas e preparações doces.
- Sal normal, sal marinho, utilizando apenas o sal *light*.
- Temperos industrializados, bem como caldos concentrados e sopas industrializadas, ricos em sódio.
- Embutidos (mortadela, presunto, copa, salame, salsicha, linguiça, paio, etc.), inclusive o blanquet e roulet de peru, salsicha de frango, etc.
- Queijos gordurosos, ricos em sódio (prato, parmesão, provolone, gorgonzola, mussarela, brie, estepe, gouda, etc.).
- Manteiga e margarina com sal.
- Refrigerantes à base de cola zero.
- Alimentos ricos em sódio, como enlatados (sardinha, atum, anchova), conservas (palmito, alcaparras, azeitonas) ou bacalhau.
- Produtos industrializados, ricos em gordura e sódio, como salgadinhos de pacote, *croissants* e outros.
- Gordura visível das carnes, banha, toucinho, bacon, creme de leite.
- Leite e iogurte integrais.
- Carnes gordas (picanha, maminha, costela, cupim, fraldinha e outras).
- Miúdos e vísceras (fígado, coração, rim, moela)
- Gordura de coco, azeite de dendê, margarinas, biscoitos recheados, sorvetes cremosos, gordura hidrogenada.
- Frituras (croquete, pastel, coxinha, preparações *à milanesa*), bem como preparações gordurosas: tortas, empadas, hambúrguer, pizza, etc.
- Temperos gordurosos à mesa: maionese, manteiga, margarina, creme de leite-*chantilly*, parmesão. Utilizar ervas e condimentos para temperar os alimentos, em vez de gordura, tais como, orégano, mostarda, limão, cheiro-verde, etc.
- Bebidas alcoólicas.

Atividades que devem ser praticadas

Algumas atividades físicas, tais como: caminhada, musculação, natação, ginástica ou qualquer uma que proporcione prazer.

Importante: É conveniente que a atividade física seja supervisionada por um profissional, para a realização correta dos exercícios e na intensidade adequada.

- Identificar, na tabela de valores nutricionais, o teor de sódio por porção, que o alimento/preparação fornece.
- Evitar ao máximo produtos que contenham no rótulo a presença de substâncias como: alginato, benzoato, citrato, glutamato de sódio, propionato, fosfato e sulfito.
- Utilizar o sal *light* no preparo dos alimentos e não utilizar saleiro à mesa. Procurar experimentar os alimentos antes de salgá-los, pois muitas vezes o sabor agradável de um alimento dispensa a necessidade de adicionar sal.
- Substituir os temperos prontos pelos naturais como: limão, salsinha, orégano, manjericão e outros.
- Variar sempre, o máximo possível, os alimentos da dieta.
- Ingerir bastante líquido durante o dia (não esperar ter sede), tais como: água, chás de hortelã, erva-cidreira, camomila, erva-doce.
- Habituar ingerir um copo de líquido após a micção.
- Se necessário adoçar, utilizar adoçante não calórico, que não seja à base de ciclamato de sódio nem de sacarina sódica.
- Dar preferência às preparações cozidas, refogadas, assadas ou grelhadas.
- Diminuir, ao máximo, a quantidade de gordura utilizada durante o preparo dos alimentos. Utilizar moderadamente, quando necessário, somente gorduras monoinsaturadas ou poli-insaturadas: óleo de oliva (sem aquecer), canola ou soja.
- Utilizar somente queijos *light* (ricota, *cottage*, queijo branco fresco, requeijão *light*), sem aquecer; bem como leite e iogurtes desnatados, sem açúcar e sem mel.
- Consumir apenas carnes magras sem gordura aparente, tanto bovina (patinho, coxão mole, coxão duro, músculo, filé mignon) quanto peixes sem pele (pescada, linguado, robalo, merluza, salmão) e aves sem pele (frango e peru – apenas o peito). Retirar toda e qualquer gordura aparente.
- Consumir, de preferência, cereais integrais, tais como, arroz e macarrão integral, pão, torrada e biscoitos integrais (de aveia, trigo, cereais misturados, etc.), cereais matinais, farelo de trigo, farelo de aveia, etc.
- Incluir, diariamente, várias porções (4 a 5) de hortaliças, cruas ou cozidas, na forma de saladas (moderadamente temperadas com gordura, especialmente azeite), sopas ou refogadas.
- Incluir, diariamente, 2 a 3 porções (pequenas) de frutas, sendo que pelo menos uma dessas porções deverá ser fonte de vitamina C: abacaxi, acerola, goiaba, laranja, manga, mamão, mexerica ou morango.

O paciente deverá excluir

- Açúcar refinado, cristal, de confeiteiro, demerara, mascavo, *light* ou mel, melado, rapadura, bem como bebidas e preparações doces.
- Sal normal, sal marinho, utilizando apenas o sal *light*.
- Temperos industrializados, bem como caldos concentrados e sopas industrializadas, ricos em sódio.
- Embutidos (mortadela, presunto, copa, salame, salsicha, linguiça, paio, etc.), inclusive o blanquet e roulet de peru, salsicha de frango, etc.
- Queijos gordurosos, ricos em sódio (prato, parmesão, provolone, gorgonzola, mussarela, brie, estepe, gouda, etc.).
- Manteiga e margarina com sal.
- Refrigerantes à base de cola zero.
- Alimentos ricos em sódio, como enlatados (sardinha, atum, anchova), conservas (palmito, alcaparras, azeitonas) ou bacalhau.
- Produtos industrializados, ricos em gordura e sódio, como salgadinhos de pacote, *croissants* e outros.
- Gordura visível das carnes, banha, toucinho, bacon, creme de leite.
- Leite e iogurte integrais.
- Carnes gordas (picanha, maminha, costela, cupim, fraldinha e outras).
- Miúdos e vísceras (fígado, coração, rim, moela)
- Gordura de coco, azeite de dendê, margarinas, biscoitos recheados, sorvetes cremosos, gordura hidrogenada.
- Frituras (croquete, pastel, coxinha, preparações *à milanesa*), bem como preparações gordurosas: tortas, empadas, hambúrguer, pizza, etc.
- Temperos gordurosos à mesa: maionese, manteiga, margarina, creme de leite-*chantilly*, parmesão. Utilizar ervas e condimentos para temperar os alimentos, em vez de gordura, tais como, orégano, mostarda, limão, cheiro-verde, etc.
- Bebidas alcoólicas.

Atividades que devem ser praticadas

Algumas atividades físicas, tais como: caminhada, musculação, natação, ginástica ou qualquer uma que proporcione prazer.

Importante: É conveniente que a atividade física seja supervisionada por um profissional, para a realização correta dos exercícios e na intensidade adequada.

CASO 4

- Identificação: A.M., gênero feminino, 48 anos, natural do interior de São Paulo, casada, arquiteta.
- Queixa e duração: paciente, após exames de rotina, foi orientada a procurar um nutricionista.
- Antecedentes pessoais: tem apresentado alterações bioquímicas nos últimos exames.
- Antecedentes familiares: pai dislipidêmico, irmã hipercolesterolêmica.
- Hábitos de vida: faz academia 2 vezes por semana, durante 30 minutos nos finais de semana.
- Exame antropométrico: peso = 59 kg, estatura = 1,67m, perímetro abdominal = 77cm.
- Exame clínico: PA 110 × 80 mmHg.
- Análises bioquímicas: Colesterol total = 245mg/dL, LDL-colesterol = 190 mg/dL, HDL-colesterol = 45 mg/dL, Triglicérides = 150 mg/dL, Glicemia = 89 mg/dL, Hemoglobina glicada = 4,5%, Ácido úrico = 4,0 mg/dL.
- Avaliação dietética: baixo consumo de alimentos do grupo dos cereais integrais, das frutas e das hortaliças, bem como consumo acentuado de carnes (especialmente vermelha), leite e substitutos integrais e doces.

Diagnóstico nutricional
Eutrófico (IMC = 21,22 kg/m^2) com hipercolesterolemia.

Problema 1
Hipercolesterolemia (Colesterol Total = 245 mg/dL, LDL-Colesterol = 190 mg/dL, HDL-Colesterol = 45 mg/dL).

Etiologia – relacionada com o consumo de dieta desequilibrada, excessiva em gordura saturada e colesterol.

Sinais/Sintomas – evidenciada por:

- Consumo excessivo de carnes vermelhas, leite e substitutos integrais.
- Baixo consumo de cereais integrais especialmente fibras solúveis.

Intervenção Nutricional
Prescrição nutricional
Dieta normocalórica, restrita em carboidrato simples, rica em fibras alimentares solúveis, com baixos teores de gordura saturada e colesterol.

Intervenção nutricional do problema 1
Consumir 25% das calorias totais da dieta provenientes dos lipídeos.
Limitar o consumo de gordura saturada e colesterol.
Aumentar o consumo de ômega 9.

Metas baseadas em evidências
1. Consumir entre 25% e 30% das calorias totais da dieta provenientes de gorduras, segundo as Diretrizes Brasileiras de Dislipidemia, 2007.
2. Consumir ≤ 7% de calorias provenientes de gorduras saturadas, segundo as Diretrizes Brasileira de Dislipidemia, 2007.
3. Consumir menos que 200 mg de colesterol por dia, segundo as Diretrizes Brasileiras de Dislipidemia, 2007.
4. Oferecer pelo menos 5 a 10 gramas de fibras solúveis por dia, segundo a ADA, 2008.
5. Consumir ≤ 20%de calorias de ômega 9, segundo as Diretrizes Brasileiras de Dislipidemia, 2007.

Orientação Alimentar
O paciente deverá procurar

- Distribuir os alimentos em seis a sete refeições ao longo do dia para facilitar o trabalho de todo o organismo, evitando picos de glicemia e sensação de fome, entre outros benefícios. Consumir nos intervalos, por exemplo, cenoura baby, mix de castanhas ou de frutas secas (no máximo a medida de um copinho de café), fruta pequena, barrinha de cereal *light*, etc.
- Verificar o rótulo nutricional dos alimentos, identificando no tópico ingredientes se o produto é isento de: açúcar refinado, cristal, demerara, de confeiteiro, mascavo, *light* ou mel, melado, rapadura.
- Variar sempre, o máximo possível, os alimentos da dieta.
- Ingerir bastante líquido durante o dia (não esperar ter sede), tais como: água, chás de hortelã, erva-cidreira, camomila, erva-doce. Se necessário

adoçar, utilizar adoçante não calórico. Habituar a ingerir um copo de líquido após a micção.
- Dar preferência às preparações cozidas, refogadas, assadas ou grelhadas.
- Diminuir, ao máximo, a quantidade de gordura utilizada durante o preparo dos alimentos. Utilizar moderadamente, quando necessário, somente gorduras monoinsaturadas ou poli-insaturadas: óleo de oliva (sem aquecer), canola ou soja.
- Utilizar somente queijos *light* (ricota, *cottage*, queijo branco fresco, requeijão *light*) sem aquecer, bem como leite e iogurtes desnatados, sem açúcar e sem mel.
- Consumir apenas carnes magras sem gordura aparente, tanto bovina (patinho, coxão mole, coxão duro, músculo, filé mignon), quanto peixes sem pele (pescada, linguado, robalo, merluza, salmão) e aves sem pele (frango e peru – apenas o peito). Retirar toda e qualquer gordura aparente.
- Consumir, de preferência, cereais integrais, tais como, arroz e macarrão integral, pão, torrada e biscoitos integrais (de aveia, trigo, cereais misturados, etc.), cereais matinais, farelo de trigo, farelo de aveia, etc. Dar preferência aos cereais integrais ricos em fibras solúveis, isto é, aqueles à base de aveia, especialmente o farelo de aveia.
- Incluir, diariamente, várias porções (4 a 5) de hortaliças, cruas ou cozidas, na forma de saladas (moderadamente temperadas com gordura, especialmente azeite), sopas ou refogadas.
- Incluir, diariamente, 2 a 3 porções (pequenas) de frutas, sendo que pelo menos uma dessas porções deverá ser fonte de vitamina C: abacaxi, acerola, goiaba, laranja, manga, mamão, mexerica, morango.
- Diminuir a quantidade de sal no preparo dos alimentos e procurar não utilizar saleiro à mesa. Procurar experimentar os alimentos antes de salgá-los, pois muitas vezes o sabor agradável de um alimento dispensa a necessidade de adicionar sal.
- Substituir os temperos prontos pelos naturais, como limão, salsinha, orégano, manjericão e outros.

O paciente deverá excluir

- Açúcar refinado, cristal, de confeiteiro, demerara, mascavo, *light* ou mel, melado, rapadura, bem como bebidas e preparações doces.
- Manteiga, gordura visível das carnes, banha, toucinho, bacon, creme de leite.

- Queijos gordurosos (prato, parmesão, provolone, gorgonzola, mussarela, brie, estepe, gouda, etc.).
- Leite e iogurte integrais.
- Embutidos (mortadela, presunto, copa, salame, salsicha, linguiça, paio, etc.).
- Carnes gordas (picanha, maminha, costela, cupim, fraldinha e outras).
- Miúdos e vísceras (fígado, coração, rim, moela).
- Gordura de coco, azeite de dendê, margarinas, biscoitos recheados, sorvetes cremosos, gordura hidrogenada.
- Frituras (croquete, pastel, coxinha, preparações *à milanesa*), bem como preparações gordurosas: tortas, empadas, hambúrguer, pizza, etc.
- Temperos gordurosos à mesa: maionese, manteiga, margarina, creme de leite-chantilly, parmesão. Utilizar ervas e condimentos para temperar os alimentos, em vez de gordura, tais como, orégano, mostarda, limão, cheiro-verde, etc.
- Produtos industrializados, ricos em gordura, como salgadinhos de pacote, *croissants* e outros.
- Bebidas alcoólicas.

O paciente deverá evitar

- Frutos do mar, ricos em colesterol, (camarão, lagosta, ostra, mexilhão).
- Consumir mais do que 2 a 3 ovos por semana. Atenção especial ao consumo de gema de ovo, pois ela participa do preparo de vários alimentos como, cremes, bolos, tortas, massas, etc.
- Café expresso, árabe e café coado em coador de pano; prefira em coador de papel. Não consumir mais do que três xícaras por dia.

Atividades que devem ser praticadas

Algumas atividades físicas, tais como: caminhada, musculação, natação, ginástica ou qualquer uma que proporcione prazer.
Importante: É conveniente que a atividade física seja supervisionada por um profissional para a realização correta dos exercícios e na intensidade adequada.

Apêndice 1

Percentis de Perímetro do Braço (cm) de acordo com idade para homens.

IDADE	PERCENTIS								
	5	10	15	25	50	75	85	90	95
1,0 – 1,9	14.2	14.7	14.9	15.2	16.0	16.9	17.4	17.7	18.2
2,0 – 2,9	14.3	14.8	15.1	15.5	16.3	17.1	17.6	17.9	18.6
3,0 – 3,9	15.0	15.3	15.5	16.0	16.8	17.6	18.1	18.4	19.0
4,0 – 4,9	15.1	15.5	15.8	16.2	17.1	18.0	18.5	18.7	19.3
5,0 – 5,9	15.5	16.0	16.1	16.6	17.5	18.5	19.1	19.5	20.5
6,0 – 6,9	15.8	16.1	16.5	17.0	18.0	19.1	19.8	20.7	22.8
7,0 – 7,9	16.1	16.8	17.0	17.6	18.7	20.0	21.0	21.8	22.9
8,0 – 8,9	16.5	17.2	17.5	18.1	19.2	20.5	21.6	22.6	24.0
9,0 – 9,9	17.5	18.0	18.4	19.0	20.1	21.8	23.2	24.5	26.0
10,0 – 10,9	18.1	18.6	19.1	19.7	21.1	23.1	24.8	26.0	27.9
11,0 – 11,9	18.5	19.3	19.8	20.6	22.1	24.5	26.1	27.6	29.4
12,0 – 12,9	19.3	20.1	20.7	21.5	23.1	25.4	27.1	28.5	30.3
13,0 – 13,9	20.0	20.8	21.6	22.5	24.5	26.6	28.2	29.0	30.8
14,0 – 14,9	21.6	22.5	23.2	23.8	25.7	28.1	29.1	30.0	32.3
15,0 – 15,9	22.5	23.4	24.0	25.1	27.2	29.0	30.3	31.2	32.7
16,0 – 16,9	24.1	25.0	25.7	26.7	28.3	30.6	32.1	32.7	34.7
17,0 – 17,9	24.3	25.1	25.9	26.8	28.6	30.8	32.2	33.3	34.7
18,0 – 24,9	26.0	27.1	27.7	28.7	30.7	33.0	34.4	35.4	37.2
25,0 – 29,9	27.0	28.0	28.7	29.8	31.8	34.2	35.5	36.6	38.3
30,0 – 34,9	27.7	28.7	29.3	30.5	32.5	34.9	35.9	36.7	38.2
35,0 – 39,9	27.4	28.6	29.5	30.7	32.9	35.1	36.2	36.9	38.2

IDADE	PERCENTIS								
	5	10	15	25	50	75	85	90	95
40,0 – 44,9	27.8	28.9	29.7	31.0	32.8	34.9	36.1	36.9	38.1
45,0 – 49,9	27.2	28.6	29.4	30.6	32.6	34.9	36.1	36.9	38.2
50,0 – 54,9	27.1	28.3	29.1	30.2	32.3	34.5	35.8	36.8	38.3
55,0 – 59,9	26.8	28.1	29.2	30.4	32.3	34.3	35.5	36.6	37.8
60,0 – 64,9	26.6	27.8	28.6	29.7	32.0	34.0	35.1	36.0	37.5
65,0 – 69,9	25.4	26.7	27.7	29.0	31.1	33.2	34.5	35.3	36.6
70,0 – 74,9	25.1	26.2	27.1	28.5	30.7	32.6	33.7	34.8	36.0

Fonte: Frisancho, 1990.

Percentis de Perímetro do Braço (cm) de acordo com idade para mulheres

IDADE	PERCENTIS								
	5	10	15	25	50	75	85	90	95
1,0 – 1,9	13.6	14.1	14.4	14.8	15.7	16.4	17.0	17.2	17.8
2,0 – 2,9	14.2	14.6	15.0	15.4	16.1	17.0	17.4	18.0	18.5
3,0 – 3,9	14.4	15.0	15.2	15.7	16.6	17.4	18.0	18.4	19.0
4,0 – 4,9	14.8	15.3	15.7	16.1	17.0	18.0	18.5	19.0	19.5
5,0 – 5,9	15.2	15.7	16.1	16.5	17.5	18.5	19.4	20.0	21.0
6,0 – 6,9	15.7	16.2	16.5	17.0	17.8	19.0	19.9	20.5	22.0
7,0 – 7,9	16.4	16.7	17.0	17.5	18.6	20.1	20.9	21.6	23.3
8,0 – 8,9	16.7	17.2	17.6	18.2	19.5	21.2	22.2	23.2	25.1
9,0 – 9,9	17.6	18.1	18.6	19.1	20.6	22.2	23.8	25.0	26.7
10,0 – 10,9	17.8	18.4	18.9	19.5	21.2	23.4	25.0	26.1	27.3
11,0 – 11,9	18.8	19.6	20.0	20.6	22.2	25.1	26.5	27.9	30.0
12,0 – 12,9	19.2	20.0	20.5	21.5	23.7	25.8	27.6	28.3	30.2
13,0 – 13,9	20.1	21.0	21.5	22.5	24.3	26.7	28.3	30.1	32.7
14,0 – 14,9	21.2	21.8	22.5	23.5	25.1	27.4	29.5	30.9	32.9
15,0 – 15,9	21.6	22.2	22.9	23.5	25.2	27.7	28.8	30.0	32.2
16,0 – 16,9	22.3	23.2	23.5	24.4	26.1	28.5	29.9	31.6	33.5
17,0 – 17,9	22.0	23.1	23.6	24.5	26.6	29.0	30.7	32.8	35.4
18,0 – 24,9	22.4	23.3	24.0	24.8	26.8	29.2	31.2	32.4	35.2

IDADE	PERCENTIS								
	5	10	15	25	50	75	85	90	95
25,0 – 29,9	23.1	24.0	24.5	25.5	27.6	30.6	32.5	34.3	37.1
30,0 – 34,9	23.8	24.7	25.4	26.4	28.6	32.0	34.1	36.0	38.5
35,0 – 39,9	24.1	25.2	25.8	26.8	29.4	32.6	35.0	36.8	39.0
40,0 – 44,9	24.3	25.4	26.2	27.2	29.7	33.2	35.5	37.2	38.8
45,0 – 49,9	24.2	25.5	26.3	27.4	30.1	33.5	35.6	37.2	40.0
50,0 – 54,9	24.8	26.0	26.8	28.0	30.6	33.8	35.9	37.5	39.3
55,0 – 59,9	24.8	26.1	27.0	28.2	30.9	34.3	36.7	38.0	40.0
60,0 – 64,9	25.0	26.1	27.1	28.4	30.8	34.0	35.7	37.3	39.6
65,0 – 69,9	24.3	25.7	26.7	28.0	30.5	33.4	35.2	36.5	38.5
70,0 – 74,9	23.8	25.3	26.3	27.6	30.3	33.1	34.7	35.8	37.5

Fonte: Frisancho, 1990.

Apêndice 2

Variáveis antropométricas de mulheres idosas, residentes no município de São Paulo, segundo grupo etário – Pesquisa SABE, 2001 (médias, desvio-padrão e percentis)*(Barbosa et al, 2005)*

	GRUPO ETÁRIO	N	MÉDIA	DP	\multicolumn{7}{c}{PERCENTIS}
					5	10	25	50	75	90	95
MC (kg)	60 - 64	223	66,37	13,17	46,60	50,40	57,00	65,00	75,50	82,72	90,72
	65 - 69	204	63,90	12,75	45,15	48,00	55,00	62,00	71,48	80,00	88,75
	70 - 74	180	63,30	13,60	44,00	46,50	54,13	60,50	72,38	83,80	88,48
	75 - 79	235	61,95	11,83	44,00	18,00	54,00	61,60	70,00	77,00	83,40
	≥ 80	229	57,36	12,14	37,40	42,00	49,00	56,00	61,25	74,00	79,25
Est. (m)	60 - 64	221	1,53	0,06	1,43	1,45	1,49	1,52	1,57	1,61	1,63
	65 - 69	204	1,53	0,06	1,41	1,44	1,49	1,53	1,57	1,61	1,65
	70 - 74	180	1,51	0,06	1,40	1,43	1,47	1,52	1,58	1,60	1,62
	75 - 79	232	1,51	0,07	1,40	1,43	1,46	1,51	1,56	1,60	1,62
	≥ 80	229		0,06	1,37	1,39	1,44	1,49	1,53	1,57	1,59
IMC (kg/m²)	60 - 64	221*	28,34	5,34	20,36	22,25	24,34	27,59	32,04	35,42	38,40
	65 - 69	204*	27,32	4,90	19,96	21,77	24,01	26,48	30,14	34,61	37,61
	70 - 74	180*	27,63	5,79	18,64	20,25	23,67	27,19	30,81	34,72	37,70
	75 - 79	232*	27,12	4,71	19,87	21,16	23,65	27,12	30,04	33,49	35,35
	≥ 80	227*	26,01	5,06	17,72	19,70	22,37	25,80	29,09	32,44	35,19
CB (cm)	60 - 64	227	32,42	3,88	26,00	28,00	30,00	33,00	35,00	37,00	39,00
	65 - 69	210	31,12	4,03	25,00	27,00	28,00	31,00	34,00	36,00	38,45
	70 - 74	185	31,35	4,78	24,00	25,00	28,00	31,00	34,00	37,00	40,00
	75 - 79	242	30,87	4,30	24,00	26,00	28,00	31,00	33,00	36,00	38,00
	≥ 80	256	28,58	4,27	22,00	23,00	26,00	29,00	31,00	34,00	35,15

	GRUPO ETÁRIO	N	MÉDIA	DP	\multicolumn{6}{c}{PERCENTIS}
					5	10	25	50	75	90	95
CBM (cm)	60 - 64	224	23,24	2,62	18,77	19,89	21,46	23,21	24,94	26,32	28,14
	65 - 69	210	22,99	2,64	19,00	20,09	21,14	22,55	24,66	26,19	27,85
	70 - 74	180	22,71	2,74	18,49	19,22	21,02	22,52	24,43	26,32	28,11
	75 - 79	238	22,83	2,57	18,52	19,70	21,03	22,82	24,46	25,89	27,06
	≥ 80	249	21,97	2,41	18,17	18,86	20,31	22,01	23,62	24,78	25,96
DCT (mm)	60 - 64	224	28,85	7,71	17,00	20,00	23,00	29,00	35,00	39,00	72,00
	65 - 69	210	25,88	7,31	15,00	17,00	20,75	26,00	30,00	35,00	38,00
	70 - 74	180	26,61	8,67	11,05	14,00	21,25	27,00	32,00	39,00	42,00
	75 - 79	238	25,25	8,14	11,95	15,00	20,00	25,00	30,00	37,00	39,00
	≥ 80	249	20,35	7,48	8,00	10,00	15,00	20,00	25,50	30,00	33,50
PP (cm)	60 - 64	225	36,85	4,21	31,00	32,00	34,00	36,00	40,00	42,00	44,00
	65 - 69	209	35,86	4,04	29,50	31,00	33,00	36,00	38,00	41,00	42,00
	70 - 74	184	35,76	4,07	29,00	30,00	33,00	36,00	39,00	41,00	42,00
	75 - 79	241	34,95	3,90	29,00	30,00	32,00	35,00	37,50	40,00	41,00
	≥ 80	255	33,57	4,05	27,00	28,00	31,00	34,00	36,00	38,00	41,00
PC (cm)	60 - 64	224	94,58	14,01	73,00	76,00	85,00	94,00	104,00	110,00	120,50
	65 - 69	205	91,86	13,12	71,00	75,60	83,00	91,00	100,00	110,00	114,00
	70 - 74	180	95,21	14,71	70,50	76,10	84,00	96,00	105,75	113,80	118,00
	75 - 79	232	94,92	12,75	75,65	78,00	86,00	94,50	104,00	111,00	114,35
	≥ 80	228	93,32	13,66	70,00	74,00	84,00	94,00	102,00	110,00	116,00
PQ (cm)	60 - 64	224	105,58	11,63	89,00	92,50	98,00	104,00	113,00	122,00	129,00
	65 - 69	205	103,80	10,73	89,00	91,00	97,00	102,00	111,00	118,00	123,00
	70 - 74	180	104,64	11,98	87,00	91,00	96,00	103,00	112,00	121,90	126,95
	75 - 79	232	103,45	10,53	86,00	90,00	96,00	102,00	109,00	118,70	122,00
	≥ 80	228	101,39	11,14	84,45	87,00	94,00	101,00	107,00	117,00	120,55

CB: circunferência do braço, CMB: circunferência muscular do braço, DCT: dobra cutânea do tríceps, DP: desvio padrão, Est.: estatura, IMC: índice de massa corporal, MC: massa corporal, N: número de indivíduos, PC: perímetro de cintura, PP: perímetro de panturrilha, PQ: perímetro do quadril.
* Diferença estatisticamente significativa entre sexos (P = 0,000).

Variáveis antropométricas de homens idosos, residentes no município de São Paulo, segundo grupo etário – Pesquisa SABE, 2001 (médias, desvio-padrão e percentis) (Barbosa, et al, 2005).

| | GRUPO ETÁRIO | N | MÉDIA | DP | PERCENTIS ||||||
					5	10	25	50	75	90	95
MC (kg)	60 - 64	155	70,80	13,26	50,80	55,80	62,40	70,00	78,50	85,96	92,50
	65 - 69	104	71,22	12,81	52,00	57,00	63,63	69,90	77,75	86,80	89,25
	70 - 74	108	68,43	12,00	48,73	52,00	61,00	68,75	75,88	85,50	90,46
	75 - 79	181	67,71	12,50	48,07	51,00	58,25	66,60	76,00	84,84	90,90
	≥80	186	62,88	11,50	44,18	47,94	54,00	63,00	71,62	78,50	82,30
Est. (m)	60 - 64	155	1,65	0,07	1,54	1,57	1,61	1,65	1,70	1,75	1,78
	65 - 69	104	1,66	0,05	1,57	1,58	1,61	1,65	1,70	1,74	1,77
	70 - 74	109	1,64	0,07	1,51	1,55	1,60	1,64	1,70	1,74	1,76
	75 - 79	180	1,64	0,06	1,54	1,56	1,60	1,64	1,69	1,74	1,76
	≥80	185	1,63	0,08	1,52	1,54	1,59	1,62	1,68	1,72	1,75
IMC (kg/m^2)	60 - 64	155*	25,81	4,28	19,32	20,95	23,53	25,64	27,83	29,88	34,09
	65 - 69	104*	25,92	3,92	19,06	20,42	23,94	25,67	28,21	30,61	31,09
	70 - 74	108*	25,39	4,11	18,58	20,30	22,65	25,11	28,57	30,41	31,64
	75 - 79	180*	25,01	3,95	18,53	19,90	22,27	25,09	27,56	30,47	31,97
	≥80	185*	23,58	3,70	17,56	18,83	21,14	23,41	26,24	28,44	29,75
CB (cm)	60 - 64	157	30,50	3,42	24,90	27,00	29,00	30,00	32,00	35,00	37,00
	65 - 69	110	30,55	3,72	27,55	27,00	29,00	30,00	32,00	34,90	36,00
	70 - 74	114	29,58	3,28	24,00	26,00	27,00	30,00	32,00	34,00	25,25
	75 - 79	189	28,90	3,45	23,00	24,00	26,00	29,00	31,00	33,00	35,00
	≥80	199	27,42	3,30	22,00	23,00	25,00	28,00	30,00	32,00	33,00
CBM (cm)	60 - 64	154	25,57	2,65	20,74	21,97	23,86	25,60	27,29	28,82	29,86
	65 - 69	103	25,53	2,37	21,18	22,36	24,12	25,72	27,17	28,49	29,20
	70 - 74	103	24,99	2,51	20,99	21,77	23,49	25,03	26,52	28,19	28,91
	75 - 79	177	24,60	2,59	20,34	21,11	22,79	24,60	26,32	28,12	28,73
	≥80	190	23,52	2,51	19,15	20,12	21,65	23,66	25,49	26,60	27,41
DCT (mm)	60 - 64	154	15,35	6,55	5,75	7,00	10,00	15,00	20,00	26,00	27,00
	65 - 69	103	14,52	6,04	60,00	7,00	10,00	14,00	19,00	23,00	26,00
	70 - 74	103	13,42	5,27	6,00	7,00	9,00	13,00	17,00	20,60	22,60
	75 - 79	177	13,41	5,29	6,00	6,80	9,00	13,00	17,00	21,00	24,10
	≥80	189	12,38	5,21	5,00	6,00	8,00	11,00	16,00	21,00	23,00

| | GRUPO ETÁRIO | N | MÉDIA | DP | PERCENTIS ||||||
					5	10	25	50	75	90	95
PP (cm)	60 - 64	157	36,22	3,84	30,90	32,00	34,00	36,00	38,50	40,20	43,00
	65 - 69	109	36,14	3,85	31,50	32,00	34,00	36,00	38,00	40,00	42,50
	70 - 74	113	35,33	3,22	30,70	31,00	32,50	35,00	38,00	39,00	40,00
	75 - 79	188	35,22	3,89	29,00	30,90	33,00	35,00	38,00	40,00	41,50
	≥80	199	33,58	3,63	27,00	29,00	31,00	34,00	36,00	38,00	39,00
PC (cm)	60 - 64	155	96,48	11,80	77,80	83,00	90,00	96,00	104,00	109,40	112,60
	65 - 69	105	97,48	10,86	80,00	81,60	91,00	97,00	105,00	110,00	112,70
	70 - 74	110	95,20	10,46	74,55	82,00	88,75	95,50	102,00	106,90	114,00
	75 - 79	179	95,59	11,74	77,00	81,00	87,00	96,00	103,00	111,00	116,00
	≥80	183	92,46	11,83	70,40	77,00	84,00	93,00	101,00	107,00	109,80
PQ (cm)	60 - 64	155	99,75	9,51	87,00	91,00	95,00	99,00	104,00	109,00	114,80
	65 - 69	105	99,65	8,65	88,30	89,60	94,00	99,00	104,50	108,40	113,10
	70 - 74	110	99,11	7,81	86,00	91,00	95,00	99,00	103,00	109,00	112,00
	75 - 79	180	99,01	7,90	88,00	89,00	93,00	99,00	103,00	109,90	113,00
	≥80	183	97,44	7,88	85,20	88,00	92,00	97,00	103,00	107,00	111,00

CB: circunferência do braço, CMB: circunferência muscular do braço, DCT: dobra cutânea do tríceps, DP: desvio padrão, Est.: estatura, IMC: índice de massa corporal, MC: massa corporal, N: número de indivíduos, PC: perímetro de cintura, PP: perímetro de panturrilha, PQ: perímetro do quadril.
* Diferença estatisticamente significativa entre sexos (P = 0,000)

Apêndice 3

Percentis do Perímetro Muscular do Braço (mm) de acordo com idade para homens

IDADE	PERCENTIS							
	5	10	25	50	75	90	95
1,0 – 1,9	110	113	119	127	135	144	147
2,0 – 2,9	111	114	122	130	140	146	150
3,0 – 3,9	117	123	131	137	143	148	153
4,0 – 4,9	123	126	133	141	148	156	159
5,0 – 5,9	128	133	140	147	154	162	169
6,0 – 6,9	131	135	142	151	161	170	177
7,0 – 7,9	137	139	151	160	168	177	190
8,0 – 8,9	140	145	154	162	170	182	187
9,0 – 9,9	151	154	161	170	183	196	202
10,0 – 10,9	156	160	166	180	191	209	221
11,0 – 11,9	159	165	173	183	195	205	230
12,0 – 12,9	167	171	182	195	210	223	241
13,0 – 13,9	172	179	196	211	226	238	245
14,0 – 14,9	189	199	212	223	240	260	264
15,0 – 15,9	199	204	218	237	254	266	272
16,0 – 16,9	213	225	234	249	269	287	296
17,0 – 17,9	224	231	245	258	273	294	312
18,0 – 18,9	226	237	253	264	283	298	324
19,0 – 24,9	238	245	257	273	289	309	321
25,0 – 34,9	243	250	264	279	298	314	326

IDADE	PERCENTIS						
	5	10	25	50	75	90	95
35,0 – 44,9	247	255	269	286	302	318	327
45,0 – 54,9	239	249	265	281	300	318	326
55,0 – 64,9	238	245	260	278	295	310	320
65,0 – 74,9	223	235	251	268	284	298	306

Fonte: Frisancho, 1981.

Percentis do Perímetro Muscular do Braço (mm) de acordo com idade para mulheres

IDADE	PERCENTIS						
	5	10	25	50	75	90	95
1,0 – 1,9	105	111	117	124	132	139	143
2,0 – 2,9	111	114	119	126	133	142	147
3,0 – 3,9	113	119	124	132	140	146	152
4,0 – 4,9	115	121	128	136	144	152	157
5,0 – 5,9	125	128	134	142	151	159	165
6,0 – 6,9	130	133	138	145	154	166	171
7,0 – 7,9	129	135	142	151	160	171	176
8,0 – 8,9	138	140	151	160	171	183	194
9,0 – 9,9	147	150	158	167	180	194	198
10,0 – 10,9	148	150	159	170	180	190	197
11,0 – 11,9	150	158	171	181	196	217	223
12,0 – 12,9	162	166	180	191	201	214	220
13,0 – 13,9	169	175	183	198	211	226	240
14,0 – 14,9	174	179	190	201	216	232	247
15,0 – 15,9	175	178	189	202	215	228	244
16,0 – 16,9	170	180	190	202	216	234	249
17,0 – 17,9	175	183	194	205	221	239	257
18,0 – 18,9	174	179	191	202	215	237	245
19,0 – 24,9	179	185	195	207	221	236	249
25,0 – 34,9	183	188	199	212	228	246	264
35,0 – 44,9	186	192	205	218	236	257	272

IDADE	PERCENTIS						
	5	10	25	50	75	90	95
45,0 – 54,9	187	193	206	220	238	260	274
55,0 – 64,9	187	196	209	225	244	266	280
65,0 – 74,9	185	195	208	225	244	264	279

Fonte: Frisancho, 1981.

Apêndice 4

Distribuição dos percentis da área muscular do braço – AMB corrigida (cm^2) por gênero e idade (1 a 74 anos). (AMBc por Frisancho) – Sem o osso

	\multicolumn{9}{c	}{PERCENTIL}
	\multicolumn{9}{c	}{Masculino}
IDADE (anos)	5	10	15	25	50	75	85	90	95
1.0 – 1.9	9.7	10.4	10.8	11.6	13.0	14.6	15.4	16.3	17.2
2.0 – 2.9	10.1	10.9	11.3	12.4	13.9	15.6	16.4	16.9	18.4
3.0 – 3.9	11.2	12.0	12.6	13.5	15.0	16.4	17.4	18.3	19.5
4.0 – 4.9	12.0	12.9	13.5	14.5	16.2	17.9	18.8	19.8	20.9
5.0 – 5.9	13.2	14.2	14.7	15.7	17.6	19.5	20.7	21.7	23.2
6.0 – 6.9	14.4	15.3	15.8	16.8	18.7	21.3	22.9	23.8	25.7
7.0 – 7.9	15.1	16.2	17.0	18.5	20.6	22.6	24.5	25.2	28.6
8.0 – 8.9	16.3	17.8	18.5	19.5	21.6	24.0	25.5	26.6	29.0
9.0 – 9.9	18.2	19.3	20.3	21.7	23.5	26.7	28.7	30.4	32.9
10.0 – 10.9	19.6	20.7	21.6	23.0	25.7	29.0	32.2	34.0	37.1
11.0 – 11.9	21.0	22.0	23.0	24.8	27.7	31.6	33.6	36.1	40.3
12.0 – 12.9	22.6	24.1	25.3	26.9	30.4	35.9	39.3	40.9	44.9
13.0 – 13.9	24.5	26.7	28.1	30.4	35.7	41.3	45.3	48.1	52.5
14.0 – 14.9	28.3	31.3	33.1	36.1	41.9	47.4	51.3	54.0	57.5
15.0 – 15.9	31.9	34.9	36.9	40.3	46.3	53.1	56.3	57.7	63.0
16.0 – 16.9	37.0	40.9	42.4	45.9	51.9	57.8	63.3	66.2	70.5
17.0 – 17.9	39.6	42.6	44.8	48.0	53.4	60.4	64.3	67.9	73.1
18.0 – 24.9	34.2	37.3	39.6	42.7	49.4	57.1	61.8	65.0	72.0
25.0 – 29.9	36.6	39.9	42.4	46.0	53.0	61.4	66.1	68.9	74.5
30.0 – 34.9	37.9	40.9	43.4	47.3	54.4	63.2	67.6	70.8	76.1
35.0 – 39.9	38.5	42.6	44.6	47.9	55.3	64.0	69.1	72.7	77.6
40.0 – 44.9	38.4	42.1	45.1	48.7	56.0	64.0	68.5	71.6	77.0

45.0 – 49.9	37.7	41.3	43.7	47.9	55.2	63.3	68.4	72.2	76.2
50.0 – 54.9	36.0	40.0	42.7	46.6	54.0	62.7	67.0	70.4	77.4
55.0 – 59.9	36.5	40.8	42.7	46.7	54.3	61.9	66.4	69.6	75.1
60.0 – 64.9	34.5	38.7	41.2	44.9	52.1	60.0	64.8	67.5	71.6
65.0 – 69.9	31.4	35.8	38.4	42.3	49.1	57.3	61.2	64.3	69.4
70.0 – 74.9	29.7	33.8	36.1	40.2	47.0	54.6	59.1	62.1	67.3
FEMININO									
IDADE (anos)	5	10	15	25	50	75	85	90	95
1.0 – 1.9	8.9	9.7	10.1	10.8	12.3	13.8	14.6	15.3	16.2
2.0 – 2.9	10.1	10.6	10.9	11.8	13.2	14.7	15.6	16.4	17.3
3.0 – 3.9	10.8	11.4	11.8	12.6	14.3	15.8	16.7	17.4	18.8
4.0 – 4.9	11.2	12.2	12.7	13.6	15.3	17.0	18.0	18.6	19.8
5.0 – 5.9	12.4	13.2	13.9	14.8	16.4	18.3	19.4	20.6	22.1
6.0 – 6.9	13.5	14.1	14.6	15.6	17.4	19.5	21.0	22.0	24.2
7.0 – 7.9	14.4	15.2	15.8	16.7	18.9	21.2	22.5	23.9	25.3
8.0 – 8.9	15.2	16.0	16.8	18.2	20.8	23.2	24.6	26.5	28.0
9.0 – 9.9	17.0	17.9	18.7	19.8	21.9	25.4	27.2	28.3	31.1
10.0 – 10.9	17.6	18.5	19.3	20.9	23.8	27.0	29.1	31.0	33.1
11.0 – 11.9	19.5	21.0	21.7	23.2	26.4	30.7	33.5	35.7	39.2
12.0 – 12.9	20.4	21.8	23.1	25.5	29.0	33.2	36.3	37.8	40.5
13.0 – 13.9	22.8	24.5	25.4	27.1	30.8	35.3	38.1	39.6	43.7
14.0 – 14.9	24.0	26.2	27.1	29.0	32.8	36.9	39.8	42.3	47.5
15.0 – 15.9	24.4	25.8	27.5	29.2	33.0	37.3	40.2	41.7	45.9
16.0 – 16.9	25.2	26.8	28.2	30.0	33.6	38.0	40.2	43.7	48.3
17.0 – 17.9	25.9	27.5	28.9	30.7	34.3	39.6	43.4	46.2	50.8
18.0 – 24.9	19.5	21.5	22.8	24.5	28.3	33.1	36.4	39.0	44.2
25.0 – 29.9	20.5	21.9	23.1	25.2	29.4	34.9	38.5	41.9	47.8
30.0 – 34.9	21.1	23.0	24.2	26.3	30.9	36.8	41.2	44.7	51.3
35.0 – 39.9	21.1	23.4	24.7	27.3	31.8	38.7	43.1	46.1	54.2
40.0 – 44.9	21.3	23.4	25.5	27.5	32.3	39.8	45.8	49.5	55.8
45.0 – 49.9	21.6	23.1	24.8	27.4	32.5	39.5	44.7	48.4	46.1
50.0 – 54.9	22.2	24.6	25.7	28.3	33.4	40.4	46.1	49.6	55.6
55.0 – 59.9	22.8	24.8	26.5	28.7	34.7	42.3	47.3	52.1	58.8
60.0 – 64.9	22.4	24.5	26.3	29.2	34.5	41.1	45.6	49.1	55.1
65.0 – 69.9	21.9	24.5	26.2	28.9	34.6	41.6	46.3	49.6	56.5
70.0 – 74.9	22.2	24.4	26.0	28.8	34.3	41.8	46.4	49.2	54.6

Fonte: FRISANCHO. A. R. Anthropometric for the assessment of growth and nutritional status. Universityof Michigan. 1990. 189p.

Apêndice 5

Percentis de Dobra Cutânea Tricipital (mm) de acordo com idade para homens

IDADE	PERCENTIS								
	5	10	15	25	50	75	85	90	95
1,0 – 1,9	6.5	7.0	7.5	8.0	10.0	12.0	13.0	14.0	15.5
2,0 – 2,9	6.0	6.5	7.0	8.0	10.0	12.0	13.0	14.0	15.0
3,0 – 3,9	6.0	7.0	7.0	8.0	9.5	11.5	12.5	13.5	15.0
4,0 – 4,9	5.5	6.5	7.0	7.5	9.0	11.0	12.0	12.5	14.0
5,0 – 5,9	5.0	6.0	6.0	7.0	8.0	10.0	11.5	13.0	14.5
6,0 – 6,9	5.0	5.5	6.0	6.5	8.0	10.0	12.0	13.0	16.0
7,0 – 7,9	4.5	5.0	6.0	6.0	8.0	10.5	12.5	14.0	16.0
8,0 – 8,9	5.0	5.5	6.0	7.0	8.5	11.0	13.0	16.0	19.0
9,0 – 9,9	5.0	5.5	6.0	6.5	9.0	12.5	15.5	17.0	20.0
10,0 – 10,9	5.0	6.0	6.0	7.5	10.0	14.0	17.0	20.0	24.0
11,0 – 11,9	5.0	6.0	6.5	7.5	10.0	16.0	19.5	23.0	27.0
12,0 – 12,9	4.5	6.0	6.0	7.5	10.5	14.5	18.0	22.5	27.5
13,0 – 13,9	4.5	5.0	5.5	7.0	9.0	13.0	17.0	20.5	25.0
14,0 – 14,9	4.0	5.0	5.0	6.0	8.5	12.5	15.0	18.0	23.5
15,0 – 15,9	5.0	5.0	5.0	6.0	7.5	11.0	15.0	18.0	23.5
16,0 – 16,9	4.0	5.0	5.1	6.0	8.0	12.0	14.0	17.0	23.0
17,0 – 17,9	4.0	5.0	5.0	6.0	7.0	11.0	13.5	16.0	19.5
18,0 – 24,9	4.0	5.0	5.5	6.5	10.0	14.5	17.5	20.0	23.5
25,0 – 29,9	4.0	5.0	6.0	7.0	11.0	15.5	19.0	21.5	25.0
30,0 – 34,9	4.5	6.0	6.5	8.0	12.0	16.5	20.0	22.0	25.0
35,0 – 39,9	4.5	6.0	7.0	8.5	12.0	16.0	18.5	20.5	24.5

IDADE	PERCENTIS							
	5	10	15	25	50	75	85	90	95
40,0 – 44,9	5.0	6.0	6.9	8.0	12.0	16.0	19.0	21.5	26.0
45,0 – 49,9	5.0	6.0	7.0	8.0	12.0	16.0	19.0	21.0	25.0
50,0 – 54,9	5.0	6.0	7.0	8.0	11.5	15.0	18.5	20.8	25.0
55,0 – 59,9	5.0	6.0	6.5	8.0	11.5	15.0	18.0	20.5	25.0
60,0 – 64,9	5.0	6.0	7.0	8.0	11.5	15.5	18.5	20.5	24.0
65,0 – 69,9	4.5	5.0	6.5	8.0	11.0	15.0	18.0	20.0	23.5
70,0 – 74,9	4.5	6.0	6.5	8.0	11.0	15.0	17.0	19.0	23.0

Fonte: Frisancho, 1990.

Percentis de Dobra Cutânea Tricipital (mm) de acordo com idade para mulheres

IDADE	PERCENTIS							
	5	10	15	25	50	75	85	90	95
1,0 – 1,9	6.0	7.0	7.0	8.0	10.0	12.0	13.0	140	16.0
2,0 – 2,9	6.0	7.0	7.5	8.5	10.0	12.0	13.5	14.5	16.0
3,0 – 3,9	6.0	7.0	7.5	8.5	10.0	12.0	13.0	14.0	16.0
4,0 – 4,9	6.0	7.0	7.5	8.0	10.0	12.0	13.0	14.0	15.5
5,0 – 5,9	5.5	7.0	7.0	8.0	10.0	12.0	13.5	15.0	17.0
6,0 – 6,9	6.0	6.5	7.0	8.0	10.0	12.0	13.0	15.0	17.0
7,0 – 7,9	6.0	7.0	7.0	8.0	10.5	12.5	15.0	16.0	19.0
8,0 – 8,9	6.0	7.0	7.5	8.5	11.0	14.5	17.0	18.0	22.5
9,0 – 9,9	6.5	7.0	8.0	9.0	12.0	16.0	19.0	21.0	25.0
10,0 – 10,9	7.0	8.0	8.0	9.0	12.5	17.5	20.0	22.5	27.0
11,0 – 11,9	7.0	8.0	8.5	10.0	13.0	18.0	21.5	24.0	29.0
12,0 – 12,9	7.0	8.0	9.0	11.0	14.0	18.5	21.5	24.0	27.5
13,0 – 13,9	7.0	8.0	9.0	11.0	15.0	20.0	24.0	25.0	30.0
14,0 – 14,9	8.0	9.0	10.0	11.5	16.0	21.0	23.5	26.5	32.0
15,0 – 15,9	8.0	9.5	10.5	12.0	16.5	20.5	23.0	26.0	32.5
16,0 – 16,9	10.5	11.5	12.0	14.0	18.0	23.0	26.0	29.0	32.5
17,0 – 17,9	9.0	10.0	12.0	13.0	18.0	24.0	26.5	29.0	34.5
18,0 – 24,9	9.0	11.0	12.0	14.0	18.5	24.5	28.5	31.0	36.0
25,0 – 29,9	10.0	12.0	13.0	15.0	20.0	26.5	31.0	34.0	38.0

IDADE	PERCENTIS								
	5	10	15	25	50	75	85	90	95
30,0 – 34,9	10.5	13.0	15.0	17.0	22.5	29.5	33.0	35.5	41.5
35,0 – 39,9	11.0	13.0	15.5	18.0	23.5	30.0	35.0	37.0	41.0
40,0 – 44,9	12.0	14.0	16.0	19.0	24.5	30.5	35.0	37.0	41.0
45,0 – 49,9	12.0	14.5	16.5	19.5	25.5	32.0	35.5	38.0	42.5
50,0 – 54,9	12.0	15.0	17.5	20.5	25.5	32.0	36.0	38.5	42.0
55,0 – 59,9	12.0	15.0	17.0	20.5	26.0	32.0	36.0	39.0	42.5
60,0 – 64,9	12.5	16.0	17.5	20.5	26.0	32.0	35.5	38.0	42.5
65,0 – 69,9	12.0	14.5	16.0	19.0	25.0	30.0	33.5	36.0	40.0
70,0 – 74,9	11.0	13.5	15.5	18.0	24.0	29.5	32.0	35.0	38.5

Fonte: Frisancho, 1990.

Apêndice 6

Percentis de Dobra Cutânea Subescapular (mm) de acordo com idade para homens

IDADE	PERCENTIS							
	5	10	25	50	75	85	90	95
1,0 – 1,9	4,0	4,0	5,0	6,0	7,0	8,0	8,5	10,0
2,0 – 2,9	3,5	4,0	4,5	5,5	7,0	7,5	8,5	10,0
3,0 – 3,9	3,5	4,0	4,5	5,0	6,0	7,0	7,0	9,0
4,0 – 4,9	3,0	3,5	4,0	5,0	6,0	6,5	7,0	8,0
5,0 – 5,9	3,0	3,5	4,0	5,0	5,5	6,5	7,0	8,0
6,0 – 6,9	3,0	3,5	4,0	4,5	5,5	6,5	8,0	13,0
7,0 – 7,9	3,0	3,5	4,0	5,0	6,0	7,0	8,0	12,0
8,0 – 8,9	3,0	3,5	4,0	5,0	6,0	7,5	9,0	12,5
9,0 – 9,9	3,0	3,5	4,0	5,0	7,0	9,5	12,0	14,5
10,0 – 10,9	3,5	4,0	4,5	6,0	8,0	11,0	14,0	19,5
11,0 – 11,9	4,0	4,0	5,0	6,0	9,0	15,0	18,5	26,0
12,0 – 12,9	4,0	4,0	5,0	6,0	9,5	15,0	19,0	24,0
13,0 – 13,9	4,0	4,0	5,0	6,5	9,0	13,0	17,0	25,0
14,0 – 14,9	4,0	5,0	5,0	7,0	9,0	12,0	15,5	22,5
15,0 – 15,9	5,0	5,0	5,5	7,0	10,0	13,0	16,0	22,0
16,0 – 16,9	5,0	6,0	6,0	8,0	11,0	14,0	16,0	22,0
17,0 – 17,9	5,0	6,0	7,0	8,0	11,0	14,0	17,0	21,5
18,0 – 24,9	6,0	7,0	7,0	11,0	16,0	20,0	24,0	30,0
25,0 – 29,9	7,0	7,0	8,0	13,0	20,0	24,5	26,5	31,0
30,0 – 34,9	7,0	8,0	9,0	15,5	22,0	25,5	29,0	33,0

IDADE	PERCENTIS							
	5	10	25	50	75	85	90	95
35,0 – 39,9	7,0	8,0	11,0	16,0	22,5	25,5	28,0	33,0
40,0 – 44,9	7,0	8,0	11,0	16,0	22,0	25,5	29,5	33,0
45,0 – 49,9	7,0	8,0	11,5	17,0	23,5	27,0	30,0	34,5
50,0 – 54,9	7,0	8,0	11,5	16,0	22,5	26,5	29,5	34,0
55,0 – 59,9	6,5	8,0	11,5	16,5	23,0	26,0	28,5	32,0
60,0 – 64,9	7,0	8,0	12,0	17,0	23,0	26,0	29,0	34,0
65,0 – 69,9	6,0	7,5	10,5	15,0	21,5	25,0	28,0	32,5
70,0 – 74,9	6,5	7,0	10,5	15,0	21,0	25,0	27,5	31,0

Fonte: Frisancho, 1990.

Percentis de Dobra Cutânea Subescapular (mm) de acordo com idade para mulheres

IDADE	PERCENTIS							
	5	10	25	50	75	85	90	95
1,0 – 1,9	4,0	4,0	5,0	6,0	7,5	8,5	9,0	10,0
2,0 – 2,9	4,0	4,0	5,0	6,0	7,0	8,0	9,0	10,5
3,0 – 3,9	3,5	4,0	5,0	5,5	7,0	7,5	8,5	10,0
4,0 – 4,9	3,5	4,0	4,5	5,5	7,0	8,0	9,0	10,5
5,0 – 5,9	3,5	4,0	4,5	5,0	7,0	8,0	9,0	12,0
6,0 – 6,9	3,5	4,0	4,5	5,5	7,0	8,0	10,0	11,5
7,0 – 7,9	3,5	4,0	4,5	6,0	7,5	9,5	11,0	13,0
8,0 – 8,9	3,5	4,0	5,0	6,0	8,0	11,5	14,5	21,0
9,0 – 9,9	4,0	4,5	5,0	6,5	9,5	13,0	18,0	24,0
10,0 – 10,9	4,0	4,5	5,5	7,0	11,5	16,0	19,5	24,0
11,0 – 11,9	4,5	5,0	6,0	8,0	12,0	16,0	20,0	28,5
12,0 – 12,9	5,0	5,5	6,5	9,0	13,0	17,0	22,0	30,0
13,0 – 13,9	5,0	6,0	7,0	10,0	15,5	19,0	23,0	26,5
14,0 – 14,9	6,0	6,0	7,5	10,0	16,0	20,5	25,0	30,0
15,0 – 15,9	6,0	7,0	8,0	10,0	15,0	20,0	23,0	28,0
16,0 – 16,9	7,0	7,5	9,0	11,5	16,5	24,0	26,0	34,0
17,0 – 17,9	6,0	7,0	9,0	12,5	19,0	24,5	28,0	34,0

IDADE	PERCENTIS							
	5	10	25	50	75	85	90	95
18,0 – 24,9	6,5	7,0	9,5	13,0	20,0	25,5	29,0	36,0
25,0 – 29,9	6,5	7,0	10,0	14,0	23,0	29,0	33,0	38,5
30,0 – 34,9	6,5	7,5	10,5	16,0	26,5	32,5	37,0	43,0
35,0 – 39,9	7,0	8,0	11,0	18,0	28,5	34,0	36,5	43,0
40,0 – 44,9	6,5	8,0	11,5	19,0	28,5	34,0	37,0	42,0
45,0 – 49,9	7,0	8,5	12,5	20,0	29,5	34,0	37,5	43,5
50,0 – 54,9	7,0	9,0	14,0	21,5	30,0	35,0	39,0	43,5
55,0 – 59,9	7,0	9,0	13,5	22,0	31,0	35,0	38,0	45,0
60,0 – 64,9	7,5	9,0	14,0	21,5	30,5	35,0	38,0	43,0
65,0 – 69,9	7,0	8,0	13,0	20,0	28,0	33,0	36,0	41,0
70,0 – 74,9	6,5	8,5	12,0	19,5	27,0	32,0	35,0	38,5

Fonte: Frisancho, 1990.

Apêndice 7

Porcentagem estimada da gordura corporal obtida por meio da soma de quatro dobras cutâneas (bíceps, tríceps, subescapular e suprailíaca)

Dobras cutâneas (mm)	HOMENS (idade em anos)				MULHERES (idade em anos)			
	17-29	30-39	40-49	50+	16-29	30-39	40-49	50+
15	4,8				10,5			
20	8,1	12,2	12,2	12,6	14,1	17,0	19,8	21,4
25	10,5	14,2	15,0	15,6	16,8	19,4	22,2	24,0
30	12,9	16,2	17,7	18,6	19,5	21,8	24,5	26,6
35	14,7	17,7	19,6	20,8	21,5	23,7	26,4	28,5
40	16,4	19,2	21,4	22,9	23,4	25,5	28,2	30,3
45	17,7	20,4	23,0	24,7	25,0	26,9	29,6	31,9
50	19,0	21,5	24,6	26,5	26,5	28,2	31,0	33,4
55	20,1	22,5	25,9	27,9	27,8	29,4	32,1	34,6
60	21,2	23,5	27,1	29,2	29,1	30,6	33,2	35,7
65	22,2	24,3	28,2	30,4	30,2	31,6	34,1	36,7
70	23,1	25,1	29,3	31,6	31,2	32,5	35,0	37,7
75	24,0	25,9	30,3	32,7	32,2	33,4	35,9	38,7
80	24,8	26,6	31,2	33,8	33,1	34,3	36,7	39,6
85	25,5	27,2	32,1	34,8	34,0	35,1	37,5	40,4
90	26,2	27,8	33,0	35,8	34,8	35,8	38,3	41,2
95	26,9	28,4	33,7	36,6	35,6	36,5	39,0	41,9
100	27,6	29,0	34,4	37,4	36,4	37,2	39,7	42,6
105	28,2	29,6	35,1	38,2	37,1	37,9	40,4	43,3
110	28,8	30,1	35,8	39,0	37,8	38,6	41,0	43,9
115	29,4	30,6	36,4	39,7	38,4	39,1	41,5	44,5
120	30,0	31,1	37,0	40,4	39,0	39,6	42,0	45,1
125	31,0	31,5	37,6	41,1	39,6	40,1	42,5	45,7

Dobras cutâneas (mm)	HOMENS (idade em anos)				MULHERES (idade em anos)			
	17-29	30-39	40-49	50+	16-29	30-39	40-49	50+
130	31,5	31,9	38,2	41,8	40,2	40,6	43,0	46,2
135	32,0	32,3	38,7	42,4	40,8	41,1	43,5	46,7
140	32,5	32,7	39,2	43,0	41,3	41,6	44,0	47,2
145	32,9	33,1	39,7	43,6	41,8	42,1	44,5	47,7
150	33,3	33,5	40,2	44,1	42,3	42,6	45,0	48,2
155	33,7	33,9	40,7	44,6	42,8	43,1	45,4	48,7
160	34,1	34,3	41,2	45,1	43,3	43,6	45,8	49,2
165	34,5	34,6	41,6	45,6	43,7	44,0	46,2	49,6
170	34,9	34,8	42,0	46,1	44,1	44,4	46,6	50,0
175	35,3					44,8	47,0	50,4
180	35,6					45,2	47,4	50,8
185	35,9					45,6	47,8	51,2
190						45,9	48,2	51,6
195						46,2	48,5	52,0
200						46,5	48,8	52,4
205							49,1	52,7
210							49,4	53,0

Fonte: DURNIN, WOMERSLEY, 1974.

Referências

AMERICAN DIABETES ASSOCIATION. "Standards of medical care in diabetes 2008". Diabetes Care 2008, v. 31 (Supplement 1): 12-54.

_____. "Nutrition recommendation and interventions for diabetes (position statement)". Diabetes Care 2008; 31: S61-778.

_____. "Standards of medical care in diabetes". Diabetes Care n. 34 (Suppl 1): S11-S61, 2011.

ASSIS, M. A. A. *Consulta de nutrição: controle e prevenção do colesterol elevado*. Florianópolis: Insular, 1997.

BARBOSA, A. et al. *Anthropometry of elderly living in São Paulo, Brazil*. Cad. Saúde Pública, v. 21, p.1929-1938, nov-dez, 2005.

BERGMAN, R. N. et al. *A Better Index of Body Adiposity*. Obesity, march, 2011.

BLACKBURN, G.L.; BISTRIAN, B.R. *Nutritional and metabolic assessment of the hospitalized patient*. Journal of parenteral and enteral nutrition, v.1, p.11-22, 1997.

BLACKBURN, G. L,; THORTON, P. A. *Nutrition assessment of the hospitalized patients*. Med. Clin. North Am., v. 63, p.1103-1115, 1979.

BRASIL. *Ministério da Saúde. Secretaria de Atenção à Saúde. Coordenação-Geral da Política de Alimentação e Nutrição. Guia alimentar para a população brasileira: Promovendo a alimentação saudável* / Ministério da Saúde, Secretaria de Atenção à Saúde, Coordenação-Geral da Política de Alimentação e Nutrição – Brasília: Ministério da Saúde, 2008. (Série A. Normas e Manuais Técnicos).

BRASIL. *Vigilância alimentar e nutricional - Sisvan: orientações básicas para a coleta, processamento, análise de dados e informação em serviços de saúde* / [Andhressa Araújo Fagundes et al.]. Brasília: Ministério da Saúde, 2004.120 p. (série A. Normas e Manuais Técnicos).

BRASIL. LEI Nº 8.234, de 17 de setembro de 1.991 (DOU 18/09/1991). Disponível em: http://www.nutritotal.com.br/arquivos/nt391c.pdf. Acessado em: 23 de junho de 2011.

CHUMLEA,W. C. et al. *Prediction of body weight for the nonambulatory elderly from anthropometry.* J. Am. Diet. Assoc., v. 88, n. 5, p. 564-568, 1987.

CHUMLEA, W. C.; ROCHE, A. F.; MUKHERJEE, D. *Nutrition Assessement of the elderly through anthropometry.* Colombus: Ross Laboratory, 1987.

CHUMLEA, W. C.; ROCHE, A. F.; STEINBAUGH, L. M. *Estimating stature from knee height for persons 60 to 90 years old.* Journal o fthe American Geriatrics Society, v.3, p.116-119,1985.

CONSELHO FEDERAL DE NUTRICIONISTAS. Resolução CFN N° 306/2003. Disponível em: http://www.cfn.org.br/legislacao/resolucao/res306.htm. Acessado em Conselho Federal de Nutricionistas. Resolução CFN N° 306/2003. Disponível em: http://www.cfn.org.br/legislacao/resolucao/res306.htm. Acessado em: 23 de outubro de 2011.

CONSELHO FEDERAL DE NUTRICIONISTAS. LEI N° 8234/1991. Disponível em: http://www.cfn.org.br/legislacao/resolucao/res306.htm. Acessado em Conselho Federal de Nutricionistas. Disponível em: http://www.cfn.org.br/legislacao/lei8234.htm. Acessado em: 23 de outubro de 2011.

IV Diretriz Brasileira sobre Dislipidemias e Prevenção da aterosclerose do departamento de Aterosclerose da Sociedade Brasileira de Cardiologia. Arq. Bras. Cardiol., v.88, supl.1, p. 2-19, 2007.

CONSENSO BRASILEIRO SOBRE DIABETES 2002. Diagnóstico e classificação do diabetes melito e tratamento do diabetes melito do tipo 2. Rio de Janeiro: Diagrafic/maio, 2003.

CUPPARI, L. N. *Nutrição clínica no adulto.* Guias de medicina ambulatorial e hospitalar (UNIFESP/EPM). São Paulo: Manole, 2002.

CUTTS, M. E.; DOWDY, R. P.; ELLERSIECK, M. R.; EDES, T. E. *Predicting energy needs in ventilator dependent critically ill patients: effect of adjusting weight for edema or adiposity.* Am.J.Clin.Nutr., v. 66, p.1250-1256, 1997.

DIAGNOSTICOS DA AMÉRICA. Disponível em: http://www.diagnosticosdaamerica.com.br/exames/hemograma.htmL. Acessado em: 20 de agosto de 2011.

DURNIN, J. V. G. A.; WOMERSLEY, J. *Body fat assessed from total body density and its estimation from skinfold thickness: measurements on 481 men and women aged from 16 to 71 years.* Br. J. Nutr., v. 32, p.77-97, 1974.

FERREIRA, H. S. *Desnutrição-magnitude, significado social e possibilidade de prevenção.* Maceió: EDUFAL, 2000.

FISBERG, M. R., et al. *Inquéritos alimentares: métodos e bases científicos.* São Paulo: Manole, 2005.

FISCHBACH, F. T. *Exames Laboratoriais e Diagnósticos: manual de enfermagem.* 7ª ed. Rio de Janeiro: Guanabara Koogan, 2005.

FLEURY MEDICINA DIAGNÓSTICA. Disponível em: http:www.fleury.com.br/ site/calandra.nsf/weHP/HPTsite_fleury-0000. Acessado em 16 de novembro de 2011.

FREIBERG, C. K.; ROSSI, L.; CARAMICO, D. C. O. Antropometria e composição corporal. In: ROSSI, L.; CARUSO, L.; GALANTE, A. P. *Avaliação Nutricional: Novas perspectivas.* São Paulo: Roca/Centro Universitário São Camilo, 2008.

FRISANCHO, A. R. *Anthropometric standards for the assessment of growth and nutrition status.* Ann Arbor: The University Michigan Press, 1990.

FRISANCHO, A .R. *News norms of upper limb fat and muscle areas for assessment of nutritional status.* Am. J. Clin. Nutr, v. 34, p. 2540-2545, 1981.

GALISA, M. S.; ESPERANÇA, L. M. B.; SÁ, N. G. de. *Nutrição, conceitos e aplicações.* São Paulo: M.Books do Brasil Editora, 2008.

GIBSON, R. S. *Principles of nutritional assessment.* 2ª ed. Oxford University Press, 2005.

GUIMARÃES, A. F.; GALISA, M. S. *Cálculos nutricionais: conceitos e aplicações práticas.* São Paulo: M.Books do Brasil Editora, 2010.

HEYWARD, V. H.; STOLARCZYK, L. M. *Avaliação da Composição Corporal Aplicada.* São Paulo: Manole, 2000.

LACEY, K.; PRITCHETT, E. *Nutrition care process and model: ADA adopts roadmap to quality care and outcomes management.* J. Am. Diet Assoc., v. 103(8), p.1061-1072, 2003.

LEHNINGER, A. L.; DAVID, L. N.; MICHAEL, M. *Princípios de bioquímica.* Tradução de Arnaldo Antonio Simões, Wilson Roberto Navega Lodi. 4ª ed. São Paulo: Sarvier, 2006.

LOHMAN, T. G.; ROCHE, A. F.; MARTORELL, R. *Anthropometric Standardization Reference Manual.* Champaigne: HumanKinetics,1991.

MAHAN, K. L.; ESCOTT-STUMP, S. *Krause – alimentos, nutrição e dietoterapia.* 10ª ed. São Paulo: Roca, 2002.

MARTINS, C. *Avaliação do Estado Nutricional e Diagnóstico.* Curitiba: Nutroclínica, 2008.

NACIF, M.;VIEBIG, R. F. *Avaliação antropométrica nos ciclos da vida: uma visão prática.* São Paulo: Metha, 2007.

ORGANIZAÇÃO MUNDIAL DE SAÚDE (OMS). *Necessidade de energia e proteína.* Relato de uma junta de conselho de especialistas. FAO/OMS/UNU. Sao Paulo: Roca, 1998 (Série relatos técnicos, 724).

WHO. *Diet, nutrition and the prevention of diseases.* Report of a joint WHO/FAO Expert consultation.WHO, Genebra, 2003 (Technical report series, 916).

PETROSKI, F. L. *Antropometria: técnicas e padronizações.* Porto Alegre: Pallotti, 1999.

REIS, N. T., COPLE, C. S. *Nutrição clínica na hipertensão arterial.* Rio de Janeiro: Revinter, 1999.

REZENDE, F. A. C. et al. *Avaliação da aplicabilidade de fórmulas preditivas de peso e estatura em homens adultos.* Revista de Nutrição. Campinas, v. 22, n. 4 Jul/Ago. 2009.

ROSSI, L. Nutrição esportiva. In: RAMOS, G. M.; RAMOS, A. *Enfermagem e Nutrição.* p.153-167. São Paulo: EPU, 2005.

SKIPPER, A. *Applying the nutrition care process: nutrition diagnosis and intervention.* Support Line, v. 29, n. 6, 2007.

SIZER, F. S.; WHITNEY, E. N. *Nutrição: conceitos e controvérsias.* São Paulo: Manole, 2003.

Sociedade Brasileira de Diabetes. Tratamento e acompanhamento do diabetes mellitus. Diretrizes da SBD. Rio de Janeiro: Diagraph, 2007.